Essen und Trinken Kinderwunsch, Schwangerschaft und Stillzeit

Ernährungswissenschafterin
Mag. Ingeborg Hanreich, IBCLC

1. Auflage

VIH VERLAG I. HANREICH

Wichtiger Hinweis:

Die Empfehlungen dieses Buches entsprechen den ernährungswissenschaftlichen und medizinischen Kenntnissen bei Fertigstellung des Werkes. Es basiert auf aktuellen Empfehlungen des Forschungsinstitutes für Kinderernährung Dortmund und wissenschaftlichen Untersuchungen. Wissenschaft entwickelt sich jedoch weiter! Das bedingt das Entstehen von abweichenden Meinungen einzelner Wissenschafter. In Zweifelsfällen sprechen Sie bitte immer mit Ihrem Arzt oder einer Ernährungswissenschafterin.

Weitere Informationen zu gesunder Ernährung erhalten Sie unter www.aid.de.

Noch ein Hinweis:

Ich bitte um Verständnis, dass ich aus Platzgründen im Text von Ihrem Arzt spreche und dabei gedanklich auch Ihre Ärztin einbeziehe, während ich Ernährungswissenschafterin und Diaetologin verwende, ohne die männlichen Kollegen ausschließen zu wollen.

Text:	Mag. Ingeborg Hanreich, IBCLC
Wissenschaftlicher Beirat:	Dipl. oec.troph. Britta Macho
	Dipl. oec.troph. Ehrentraud Hansen
Grafik und Layout:	Atelier Kriebel
Foto:	Gerhard Enzi
Film und Druck:	Ueberreuter Buchproduktion

Der Umwelt zuliebe auf chlor- und säurefrei gebleichtem Papier gedruckt.

1. Auflage 2006

ISBN 3-901518-07-X
ISBN 987-3-901518-07-2

Verlag und Vertrieb in Österreich: Mag. Ingeborg Hanreich, Esterhazygasse 7/2, A-1060 Wien, Tel.: (+43 1) 504 28 29-1, Fax: (+43 1) 504 28 29-4
E-Mail: office@kinderkost.com, Internet: http://www.kinderkost.com

Vertrieb in Deutschland: Dipl. oec.troph. Ehrentraud Hansen, Maasbüllhof 1, D-24975 Maasbüll, Tel.: (+49 4634) 93 04 55, Fax: (+49 4634) 17 25
E-Mail: ehrentraud.hansen@kinderkost.com, Internet: http://www.kinderkost.com

Vertrieb in der Schweiz: Sonja Schär, Mütter- und Väterberaterin, Lohstrasse 22, CH-8362 Balterswil, Tel.: (+41 71) 971 49 77, Fax: (+41 71) 971 49 76
E-Mail: sonja.schaer@kinderkost.com, Internet: http://www.kinderkost.com

Für Gitti, Paula, Ursula, Kathrin, Iris, Margit, Elisabeth, Gerlinde, Gabi und allen (werdenden) Müttern

Herzlichen Dank an Elisabeth, Margit, Gerhard, Karl, Gerlinde, Britta, Ehrentraud, Andrea, Claudia, Gabi und Petra

INHALT

VORWORT

ERNÄHRUNG IN DER SCHWANGERSCHAFT

ANHANG

Liebe Leserin, lieber Leser!

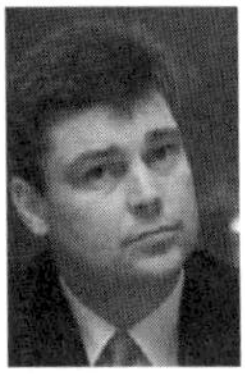

Häufig werde ich von schwangeren Frauen gefragt: Worauf soll ich in meiner Ernährung achten? Darf ich jetzt keinen Rohmilchkäse, kein Sushi mehr essen? Was ist besonders wichtig, was ungesund für mein Kind?
Immer mehr Frauen machen sich während Schwangerschaft und Stillzeit - und manchmal sogar schon davor - Gedanken über Ernährungs- und Lebensgewohnheiten. In Zeiten, in denen immer wieder über Schadstoffe und Umweltgifte berichtet wird, suchen sie nach Anleitung und Rat.

In der frauenärztlichen Praxis bleibt oft wenig Zeit, sich diesem Thema ausführlich zu widmen und viele Fragen können nur kurz beantwortet werden. Umso erfreulicher ist es, hiermit einen Ratgeber in Händen zu halten, der den Bogen von der Ernährung der Frau, über die Maßnahmen bei Kinderwunsch, zu den Empfehlungen während Schwangerschaft und Stillzeit spannt. In einzelnen Kapiteln wird zudem auf Beschwerden während Schwangerschaft und Stillzeit von Ernährungsseite her eingegangen.

Ich wünsche Ihnen ein spannendes Lesevergnügen!

Univ. Prof. Dr. Engelbert Hanzal
Universitätsklinik für Frauenheilkunde, Wien

Liebe Leserin! Lieber Leser!

Immer schon wollte ich meine Buchreihe über Säuglings- und Kinderernährung durch ein Buch speziell über die Ernährung von Frauen erweitern. Aus eigener Erfahrung und aus Gesprächen mit anderen Frauen wurde mir schon frühzeitig bewusst, dass die Ernährung von Frauen anders als die der Männer ist und überdies den Schwankungen des Menstruationszyklus unterliegt. Doch es gibt in diesem Bereich bislang erst wenige Untersuchungen. Was ich dazu gefunden habe, bietet einen ersten Einblick in ein Gebiet, das - meines Erachtens - noch durch weitere Erhebungen genauer unter die Lupe genommen werden sollte.

Im alten China stellten sich Paare auf eine besonders gesunde Lebensweise um, wenn sie sich ein Kind wünschten. Das ist sinnvoll, denn Frauen, die ein Kind bekommen könnten oder bekommen wollen, brauchen bestimmte Nährstoffe, damit der Körper gut vorbereitet ist.
Im Kapitel „Ernährung bei Kinderwunsch" finden Sie Ernährungsmaßnahmen, die Frauen und ihre Partner umsetzen können.

Das darauffolgende Kapitel beschäftigt sich mit der Ernährung in der Schwangerschaft. Manches muss hier gesondert beachtet werden, um dem werdenden Kind nicht zu schaden und alle notwendigen Baustoffe zur Verfügung zu stellen.
Vieles dient auch einer guten Versorgung der Mutter, damit ihre Reserven nicht erschöpft werden. Lesen Sie vorab auch die Kapitel über Schwangerschaftsbeschwerden und vor allem das Kapitel rund um die Geburt.

In der Stillzeit bleibt meist wenig Zeit, um sich zu informieren, wird diese doch vom Baby beansprucht. Doppelt so wichtig ist hier eine ausgewogene Ernährung, die die stillende Mutter stärkt und dem Kind eine qualitativ noch höherwertige Muttermilch bietet. Kapitel über Beschwerden wie Blähungen und Wundsein sowie Tipps zum Abnehmen nach der Stillzeit runden den Themenbereich ab.

Hier noch ein paar Hinweise zur Handhabung des Buches: Folgende Symbole können unmittelbar neben Textteilen oder bei einem Rezept stehen:

Serviervorschläge Warnhinweise

Variationen Wichtige Information

Der seitliche Buchlauf hilft Ihnen, die einzelnen Kapitel rasch zu finden. Unser Fingersymbol ☞ verweist auf das Schlagwortverzeichnis oder bei Kapiteln auf das Inhaltsverzeichnis, wenn das Buch an anderer Stelle weitere Informationen zu einzelnen Begriffen enthält. Typisch österreichische Begriffe und Speisen finden Sie im Wörterbuch erklärt. Das Abkürzungsverzeichnis dient zum Nachschlagen von Abkürzungen.

Sollten Sie Fragen oder Anregungen zum Buch haben, sind wir gerne für Sie da (☞Adressverzeichnis).

Ich wünsche Ihnen viel Freude beim Lesen dieses Buches!

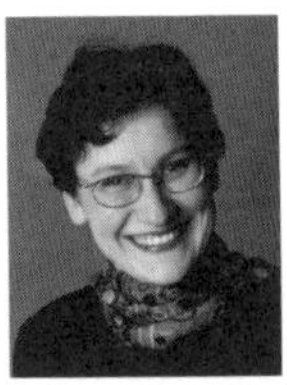

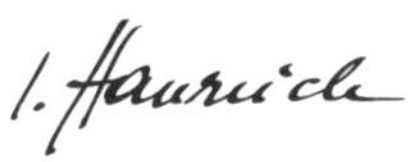

Mag. Ingeborg Hanreich, IBCLC
Ernährungswissenschafterin

Ernährung von Frauen

Unterschiede im Ernährungsverhalten von Mann und Frau

Frauen essen anders als Männer - das zeigen sowohl wissenschaftliche Studien als auch Erhebungen über konsumierte Lebensmittelmengen. Frauen erweisen sich als gesundheitsbewusster und wählen öfter Gemüse bzw. Obst und seltener Fleisch.

Nach den eigenen kulinarischen Vorlieben befragt, zählen Frauen Reis-, Nudel- und Gemüsegerichte zu ihren Lieblingsspeisen, während Männer häufiger Steaks und Schnitzel bevorzugen. Frauen greifen eher zu milden und leichten Speisen. Sie salzen sparsamer und seltener nach. Hingegen wählen Männer meist deftige, besonders stark gewürzte Hausmannskost.

Frauen gelten als Naschkatzen. Sie verzehren nachweislich mehr Zucker als Männer. Trotz aller Vorliebe für Diäten sind Frauen das „süße" Geschlecht. Kuchenbüffets, Konditoreien und die nachmittägliche süße Kaffeejause gelten als typisch weibliche Domäne. Pralinen sind als liebevolles Gastgeschenk hauptsächlich für Frauen gedacht. Allerdings zeigen die Untersuchungen, dass andere Süßwaren (Schokoriegel, Schokolade, Bonbons) von Männern ebenso gerne gegessen werden.
Ein weiterer gravierender Unterschied lässt sich bei den Getränken feststellen. Frauen trinken deutlich seltener Alkohol. Pro Tag konsumieren Männer nahezu 2 $^{1}/_{2}$-mal so viel an Alkoholika wie Frauen. Der Trend entwickelt sich jedoch dahingehend, dass generell mehr Alkohol getrunken wird - auch von Frauen. (☞Kapitel Getränke)

Ernährung im Monatszyklus

Neben den zum Teil kulturell geprägten Unterschieden im Ernährungsverhalten gibt es noch physiologische Ursachen für das andere Essverhalten der Frau - die typisch weibliche Besonderheit der Hormonschwankungen.

Nicht nur Schwangerschaft, Stillzeit und Wechseljahre werden durch Hormone beeinflusst, sondern auch die monatliche Zyklusabfolge wird durch Hormonveränderungen ausgelöst. Hormone wirken weitreichend im Stoffwechsel, z.B. steuern sie den Gewebeaufbau. Kein Wunder also, wenn weibliche Ernährung mehr Schwankungen unterliegt als die männliche und Frauen auf die Hormonumstellungen mit Gelüsten auf bestimmte Nahrungsmittel reagieren.

Im Prinzip lässt sich der Zyklus in 4 Phasen unterteilen. Die **Menstruation** (1. bis 4. Tag) ist oft gekennzeichnet durch Schmerz und Müdigkeit infolge der hohen Blut- und somit Eisenverluste. Dieser „Aderlass" hat jedoch auch eine die Immunabwehr steigernde Wirkung, weil auch für Bakterien weniger ☞Eisen zur Verfügung steht.
Bei starken Schmerzen sollte schon im Vorfeld mehr Fisch gegessen werden, denn ☞**Omega-3-Fettsäuren** aus dem Fisch wird eine wohltuende Wirkung bei Regelschmerzen zugeschrieben. Evtl. können auch Fischölkapseln helfen.
Wenn es vermehrt zu Krämpfen kommt, kann jedoch auch ein Mangel an **Vitamin B_6** und **Magnesium** vorliegen. Vitamin B_6 ist in größeren Mengen in Lachs, Hering, Walnuss, Avocado, Leber und Vollkornmehl enthalten. Magnesium finden Sie in Vollkornprodukten, Nüssen, Hülsenfrüchten, grünen Gemüsesorten (Magnesium ist Bestandteil des grünen Blattfarbstoffes Chlorophyll), in Bananen und in Schokolade. Fleisch, Fisch und Milchprodukte enthalten weniger Magnesium, sind aber wegen der besseren Verfügbarkeit und weil sie oft verzehrt werden ebenfalls wichtige Magnesiumquellen. Auch Mineralwasser kann magnesiumreich sein.
Wählen Sie Speisen aus diesen Lebensmitteln während der Regelblutung und supplementieren Sie gegebenenfalls diese beiden Wirkstoffe, wenn große Schmerzen bestehen. In der Apotheke berät man Sie gerne - auch über Frauenmanteltee, spezielle Teemischungen, Fuchskreuzkrautöl zum Einreiben und homöopathische Frauentropfen.

Das **Postmenstruum** (5. bis 12. Tag) dient der Regeneration, dem kraftvollen Neuaufbau von Gewebe in der Gebärmutter, damit sich dort ein befruchtetes Ei einnisten kann. Nun werden vermehrt Eiweiß für den Gewebeaufbau und ☞Eisen zum Wiederauffüllen der Speicher im Blut gebraucht. Essen Sie daher in diesen Tagen eher eisenreich (Fleisch, Hafer oder Hirse). Fehlt es Ihnen an Energie, dann hilft vielleicht auch unsere ☞Kraftsuppe oder eine Rindssuppe.

Das **Intermenstruum** (12. bis 17. Tag) ist die Zeit der Eieinnistung, der Blüte. Sie ist gekennzeichnet von einem besonderen Glanz, einer besonderen Energie. Besteht ein Kinderwunsch oder die Möglichkeit ein Kind zu bekommen, dann sollen besonders in diesem Zeitraum die im folgenden Kapitel angeführten Ernährungsempfehlungen beherzigt und evtl. Supplemente (☞Folsäure, ☞Vitamin C, ☞Selen, ☞Zink) eingenommen werden.

Das **Prämenstruum** (17. bis 28. Tag) ist durch starke Hormonschwankungen gekennzeichnet. Sowohl die Progesteron- als auch die Östrogenwerte sind hoch und fallen bis zum Ende des Zyklus hin rasant ab.
Viele Frauen leiden in diesen Tagen an PMS (Prämenstruellem Syndrom), gekennzeichnet durch Gereiztheit, Depression, Kopfschmerzen und Spannungen der Brüste. Häufig wird in diesen Tagen Gewicht zugenommen - teils weil vermehrt Wasser im Gewebe gespeichert wird, teils weil in dieser Zeit mehr Kalorien aufgenommen werden, auf die der Körper während der Menstruation zurückgreift.
Im Prämenstruum wird normalerweise fett, salzig und süß gegessen. Studien zeigen, dass bei leicht erhöhtem Fettverzehr Anspannung und Ängstlichkeit sinken, während sehr starke Einschränkungen beim Fettkonsum mit gesteigerter Aggression und Depression verknüpft sind. Die **Salzgelüste** scheinen dem nachfolgenden Verlust an Salz durch die Regelblutung vorzubeugen. Vielleicht dienen sie auch dazu, Blutdruck und Gewebespannung zu erhöhen und damit gleichzeitig eine bessere Wärmeversorgung zu gewährleisten.

Gelüste, so genannte **„Food Cravings"**, sind im Prämenstruum normal und viele Frauen essen in dieser Zeit bzw. während der Menstruation eher wahllos zusammengewürfelt. Achten Sie darauf, dass dabei nicht gar zu viel Süßes und Fettes konsumiert wird. Heißhunger auf Süßes entsteht speziell bei unregelmäßigem Essen, daher sollten Sie generell auf den Verzehr von 5 Mahlzeiten pro Tag achten.
Viele Frauen mit **PMS** greifen in den Tagen vor der Blutung vermehrt zu Süßem, allem voran zu **Schokolade** und Kakao. Die Aufnahme von Zucker führt zu einem Ausstoß von Insulin, der die Aufnahme von Tryptophan ins Gehirn erhöht. Daraus wird Serotonin gebildet, das stimmungsaufhellend wirkt. Schokolade enthält auch den Wirkstoff Anadamid, der depressiven Stimmungen entgegenwirkt.
Auch den ☞**Omega-3-Fettsäuren** aus Fisch, Raps- oder Walnussöl

wird zugeschrieben, bei PMS und depressiven Schwankungen dienlich zu sein. **Nachtkerzenöl** oder **Borretschöl** (je 1 Kapsel oder 1 TL ab ca. 1 Woche vor der Menstruation) werden ebenfalls manchmal bei PMS empfohlen.

Da eine **eiweißarme Kost** nachweislich bei PMS hilft, sollen tierische Eiweißlieferanten mit Ausnahme von Fisch und Milchprodukten in dieser Zeit sparsam verwendet werden. Möglicherweise spielen **Calcium** sowie **Vitamin C** und **Vitamin E** eine Rolle bei PMS. Daher gilt es, mehr Milchprodukte, Nüsse, Obst und Gemüse zu essen.

Jede Frau hat ihre eigenen Hormon- und Stimmungslagen. Durch Selbstbeobachtung können Sie viel über Ihr Essverhalten in den unterschiedlichen Zyklusphasen lernen und evtl. durch empfohlene Lebensmittel einen Ausgleich schaffen. Damit können Ihre spezifisch weiblichen Bedürfnisse gedeckt werden, ohne dass ein schlechtes Gewissen wegen der zeitweise erhöhten Nahrungsaufnahme oder der speziellen Gelüste entsteht.

Energiebedarf und Körpergewicht

Kein Thema bewegt viele Frauen so sehr wie ihr Körpergewicht. Modeströmungen haben seit jeher Einfluss darauf genommen. Schlank, sportlich, schön spiegeln Mannequins die fragwürdigen Ideale der Modewelt wider. Aus Sicht der Wissenschaft gilt es jedoch innerhalb eines Normalbereichs zu bleiben, der etwas weiter gesteckt ist. Jedes Zuviel und Zuwenig ist mit erhöhtem Risiko für Erkrankungen verbunden.

Früher galt für die Ermittlung des Normalgewichtes die Faustregel „Körpergröße in cm minus 100". Als Bandbreite des Normalen wurden etwa 10 % auf oder ab toleriert. Diese Werte sind jedoch recht vage. Daher wurde der Body-Mass-Index entwickelt - eine zwar abstrakte, aber genauere Messeinheit. Der Body-Mass-Index (BMI) errechnet sich aus dem Körpergewicht (KG) in kg dividiert durch die Körperlänge (KL) in m zum Quadrat. Zum Beispiel hat die „Durchschnittsfrau" von 60 kg und einer Größe von 1,65 m einen BMI von $60 : 1{,}65^2 = 22$.

$$\text{BMI} = \text{kg KG} : \text{m}^2\ \text{KL}$$

Normalgewichtige Erwachsene haben einen BMI von 18-26.

Ein BMI unter 18 bedeutet Untergewicht, ein BMI von 26 bis unter 30 Übergewicht, ab 30 schweres Übergewicht. Neueste Empfehlungen der österreichischen Gesellschaft für Ernährung sind strikter und sprechen bereits ab einem BMI von 25 von Übergewicht. Bei Untergewicht ist eine Gewichtszunahme empfohlen bzw. soll während einer Schwangerschaft mehr Gewicht zugenommen werden. Bei Übergewicht ist eine Gewichtsreduktion notwendig bzw. soll während der Schwangerschaft nicht so viel Gewicht zugenommen werden.

Wie groß ist denn nun der Energiebedarf? Generell ist der Energiebedarf von Frau zu Frau sehr unterschiedlich. Er hängt von Größe, Gewicht, Alter und Betätigung ab. Laut DACH-Referenzwerten (den Empfehlungswerten für Deutschland, Österreich und die Schweiz) benötigt eine 15- bis 19-jährige Frau, die eine mittelschwere Tätigkeit (z.B. Studieren, Fließbandarbeit oder Labortätigkeit) durchführt, eine Energiezufuhr von ca. 2.300 kcal pro Tag.
Bei 19- bis 25-jährigen Frauen sinkt der Energiebedarf auf ca. 2.200 kcal und 25- bis 50-jährige brauchen nur mehr **ca. 2.100 kcal.** Sie sehen also, dass der Energiebedarf ab 25 Jahren wieder sinkt. Auch im späteren Alter ist das so. Viele vergessen das und wundern sich, warum sie mit dem Alter zunehmen, obwohl sie über die Jahre immer das Gleiche essen.
Leichtere körperliche Tätigkeit (Büroarbeit) erniedrigt den Bedarf an Energie um 200 kcal. Schwerere körperliche Tätigkeit erhöht den Verbrauch von Energie. Bei Hausfrauen, Verkäuferinnen, Kellnerinnen beispielsweise liegt der Bedarf um ca. 300 kcal höher.

Ausgewogene Ernährung

Was auf den Teller kommt und was optimalerweise auf den Teller kommen sollte, unterscheidet sich oft beträchtlich. Viel zu energiereiche Hausmannskost oder der häufige Verzehr von Fastfood prägen nach wie vor den Essalltag vieler Mitteleuropäer. Doch seit einigen Jahren geht der Trend auch zur leichten Küche, zu mehr Obst und Gemüse. Vor allem Frauen ernähren sich gesundheitsbewusster. „Richtige Ernährung" kommt ihrem Bedürfnis nach mehr pflanzlicher Kost entgegen.

Wie schaut nun eine ausgewogene Ernährung in der Praxis aus? Zwei Drittel dessen, was auf den Teller kommt, sollen pflanzlich sein.

Das restliche Drittel entfällt auf Milch und Milchprodukte, Fisch, Eier und Fleisch. Anders ausgedrückt, sollen wir **reichlich** bei pflanzlichen Lebensmitteln und Getränken zugreifen, **mäßig** tierische Lebensmittel konsumieren und nur **sparsam** fett- und zuckerreiche Lebensmittel genießen.
Eine Umstellung zur richtigen Ernährung bedeutet daher zusammengefasst: täglich zwei Drittel pflanzliche Lebensmittel - also 5 Portionen Beilagen oder Brot („5 Portionen, die sich lohnen“), plus 2 Portionen Obst und mindestens 3 Portionen Gemüse. Mindestens einmal pro Woche sollen Hülsenfrüchte gegessen werden.
Ein Drittel der Nahrung kann tierischen Ursprungs sein. Greifen Sie täglich zu 2 Portionen Milchprodukten und wöchentlich mindestens einmal zu Fisch. So sichern Sie sich Ihre Calciumversorgung und bieten dem Körper wertvolle Fischöle und Vitamin D.
Für die Eiweißversorgung reichen 2-3 Portionen Fleisch pro Woche und 2-3 Eier wöchentlich. Fleisch und Eier helfen mit, die Muskelmasse aufzubauen, sollten jedoch nicht Hauptbestandteil der Nahrung sein. Wichtig sind auch kleine Mengen an pflanzlichem Öl oder an Nüssen täglich, denn sie liefern hochwertige Fettsäuren.

Neben dem Essen spielt auch das Trinken eine große Rolle. Täglich sollen mind. 1,5 l Flüssigkeit aufgenommen werden. Ein Überblick über die Getränke- und Lebensmittelmengen für Frauen, Schwangere und Stillende findet sich im Farbteil des Buches.

Generell ist es so, dass es keine verbotenen Lebensmittel gibt. Jedes Nahrungsmittel darf seinen Platz haben, doch kommt es gerade bei den „Luxuskalorien“ (bei Süßem, fettreichen Fertigprodukten, süßen Getränken) auf das richtige Maß an. Daher ist die Relation der Speisen auf dem Teller zueinander und die richtige Menge so bedeutsam. In der Schwangerschaft und in viel geringerem Umfang auch in der Stillzeit gibt es jedoch Speisen, die zum Schutz des Kindes vermieden werden sollen. Hier sind strengere Richtlinien zu beachten (☞Kapitel „Ernährung in der Schwangerschaft - Schädliches meiden!“ und „Ernährung in der Stillzeit - Einschränkungen in der Ernährung nach der Geburt“).

Qualität der Nahrung

Nach Möglichkeit sollen die Nahrungsmittel - gerade in der Schwangerschaft und Stillzeit - aus biologischer Landwirtschaft stammen. Dies gilt vor allem für Milch und Milchprodukte, denn Milch ist sehr heikel. Rückstände aus Futtermitteln oder von Medikamenten können sich in Spuren darin wiederfinden. Verfolgt man die Schlagzeilen der letzten Jahre in den Medien, dann rückt auch die Qualität von Fleisch und Fleischprodukten in den Mittelpunkt. Will man sichergehen, dass die Tiere mit natürlichen Futtermitteln ernährt wurden, dann sollte man zu BIO-Fleisch greifen - es sei denn, man kennt den produzierenden Betrieb persönlich. Auch Obst und Gemüse sollten nach Möglichkeit BIO-Qualität haben, wenn Sie sich selbst etwas Gutes tun wollen. Achten Sie beim Einkauf auf die staatlichen BIO-Gütesiegel. Sie garantieren biologische Qualität.
Begriffe wie „umweltschonend hergestellt", „naturnah", „ungespritzt", „aus integriertem Anbau" oder „aus kontrolliertem Anbau" sagen noch nichts über BIO-Qualität aus.

Echte BIO-Produkte tragen auf jeden Fall das schwarze BIO-Kontrollzeichen, wenn möglichst 100 %, mind. jedoch 95 % der Zutaten aus biologischer Landwirtschaft stammen. Sind mehr als 70 % der BIO-Zutaten aus Österreich, so ist das rote Austria-BIO-Kontrollzeichen angebracht.
BIO-Produkte unterliegen staatlicher Kontrolle. Große BIO-Verbände (Demeter, Ernte, Bioland, Naturland) geben zusätzliche Sicherheit, weil sie ihre Vertragsbauern darüber hinaus regelmäßig kontrollieren.

Außerdem ist es ratsam, Obst und Gemüse saisonal zu kaufen, also dann, wenn einzelne Obst- oder Gemüsesorten wirklich reif sind. (Einen Saisonkalender finden Sie in unseren Büchern „Rezepte und Tipps für Babys Beikost" und „Pfiffige Rezepte für kleine und große Leute".) Erdbeeren haben z.B. im Frühsommer und nicht im März Saison. Unreif geerntete Früchte und Gemüse schmecken nicht nur fader, sie enthalten auch weniger Vitamine. Achten Sie einer gesunden Umwelt zuliebe auch auf regionale Produkte, diese legen kürzere Transportwege zurück und der Kauf kommt heimischen Bauern zugute.

Die Zubereitung der Speisen beeinflusst die Qualität der Nahrung wesentlich. Manche Inhaltsstoffe (z.B. Stärke) werden durch Erhitzen besser aufschlüsselbar, andere (z.B. Vitamin C) gehen beim Kochvorgang verloren. Ausgedehnte Lagerzeiten, überlange Kochzeiten und lange Warmhaltephasen führen zu großen Verlusten an empfindlichen Vitaminen. Achten Sie daher auf Frische der Zutaten und kurze Zubereitungszeiten.
Viele Mineralstoffe und einige Vitamine (B-Vitamine, Vitamin C) sind wasserlöslich. Verwenden Sie deshalb nach Möglichkeit das Kochwasser von Gemüse für Suppen und Saucen.
Schränken Sie allzu fettreiche Zubereitungsarten wie Frittieren oder Herausbacken auf maximal einmal wöchentlich ein. Bevorzugen Sie stattdessen das Grillen, Dämpfen und Kochen. Dadurch sparen Sie Fett ein.

Neben der Zubereitungsart spielt auch die hygienische Qualität der Ausgangsprodukte eine Rolle. Achten Sie darauf, keine verdorbenen Lebensmittel zu verwenden. Ist ein Teil eines Lebensmittels verschimmelt, z.B. bei Marmelade oder Brot, dann reichen die unsichtbaren Anteile des Schimmelpilzes meist ganz ins Lebensmittel hinein. Es genügt nicht, den sichtbaren Teil zu entfernen. Werfen Sie das ganze Lebensmittel weg. Gleiches gilt für Lebensmittel, die von Schädlingen (z.B. Motten) befallen sind. Sie sind zu entsorgen.

Mahlzeitenverteilung

Verteilen Sie Ihre Nahrung auf 3 Hauptmahlzeiten und je eine kleine Zwischenmahlzeit vormittags und nachmittags. Zwischen den Mahlzeiten sollte ein Abstand von ca. 3 Stunden liegen. Die Leistungsfähigkeit liegt vor allem nachmittags höher, wenn Zwischenmahlzeiten gegessen werden. Mind. eine der Hauptmahlzeiten sollte warm eingenommen werden, damit wichtige Lebensmittel wie Gemüse, Getreide, Erdäpfel, Fleisch und Fisch nicht zu kurz kommen. Essen Sie als Zwischenmahlzeit ein Joghurt, ein Stück Obst oder ein kleines Brot mit Aufstrich (Rezepte dazu finden Sie in unserem Buch ☞„Coole Rezepte für Jausen, Pausen und Feste“).

Fünf kleine Mahlzeiten helfen mit, große Schwankungen des Blutzuckerspiegels zu vermeiden (☞Kapitel „Was essen bei Heißhunger...“). Bei größeren Mahlzeiten wird mehr Blutzucker gebildet und deshalb mehr Insulin ausgeschüttet. Insulin transportiert den Zucker aus dem Blut in die Zellen. Werden die Nahrungsmittel auf mehrere, kleinere Mahlzeiten verteilt, dann steigt der Blutzuckerspiegel nicht so stark an.
Die richtige Auswahl innerhalb der Lebensmittelgruppe der Beilagen beeinflusst den Blutzuckerspiegel ebenfalls sehr stark. So führt ein Vollkornbrot zu einem langsameren Anstieg als eine Semmel. Treffen Sie also auch aus den folgenden Lebensmittelgruppen eine gute Wahl.

Die Lebensmittelgruppen

Die Nahrung lässt sich aufgrund ihrer Herkunft in Gruppen einteilen, auf welche in der Folge eingegangen wird. Dabei werden konkret die Mengen genannt, die eine Frau zwischen 25 und 50 Jahren mit etwa 60 kg Körpergewicht und 165 cm Größe bei mittlerer Tätigkeit benötigt.

Die angegebenen Mengenempfehlungen können nur Richtwerte sein. Abweichungen in der Betätigung, im Alter und im Normalgewicht verändern immer den Bedarf. So brauchen Frauen im Alter zwischen 15 und 19 bei gleicher Tätigkeit mehr an Energie als in der Tabelle angegeben.
Außerdem verwertet nicht jede Frau die Nahrung gleich. Es gibt so genannte „gute Futterverwerterinnen“, die mit weniger Nahrung auskommen, und so genannte „schlechte Futterverwerterinnen“, die mehr Nahrung benötigen als der Durchschnitt in ihrer Alters- und Gewichtsklasse. Die angegebenen Mengen dienen vor allem als Richtlinie für die proportionale Zusammenstellung auf dem Teller.

Reichlich Getränke gegen den Durst

Ohne Nahrung können Sie einige Tage überleben, ohne ausreichende Flüssigkeitszufuhr nicht. Der erwachsene Mensch besteht zu etwa 60 % aus Wasser. Dementsprechend wichtig ist die Flüssigkeitsaufnahme. Wird zu wenig getrunken, dann muss die Niere

Flüssigkeit einsparen und den Harn stärker konzentrieren. Auf Dauer kann das zu Nierenschädigung führen. Akuter Wassermangel kann sich auch in Verwirrtheitszuständen zeigen, extremer Wassermangel zum Tod führen.
Vor allem Frauen trinken oft zu wenig und leiden infolgedessen häufiger unter Kopfschmerzen bzw. im Alter häufig an schmerzhaften Nierenstörungen. Am besten, Sie gewöhnen sich an, nicht nur zu jeder Mahlzeit, sondern auch zwischendurch zu trinken. Dadurch wird die Niere gut durchgespült und kann ihre Entgiftungsfunktion optimal wahrnehmen .

Tipp: Stellen Sie sich morgens eine große Flasche Mineralwasser bzw. einen Krug Leitungswasser hin, das bis zum Abend ausgetrunken sein soll. Im Winter können Sie stattdessen auch 1 l heißes Wasser oder Tee in eine Thermoskanne füllen, wenn Sie leicht frieren. Trinken Sie schluckweise über den Tag verteilt die empfohlene Menge auch dann, wenn Sie keinen Durst verspüren.

Achten Sie darauf, unterwegs Getränke dabeizuhaben. Nehmen Sie vor allem im Hochsommer immer eine kleine Wasserflasche mit. Frauenhandtaschen sind meist groß genug dafür. So haben Sie ein zuckerfreies und billiges Getränk parat.

	Frauen	Schwangere	Stillende
Getränke	1,5 l/Tag	1,75 l/Tag	ca. 2,5 l/Tag

Ist es sehr heiß und schwitzen Sie viel, dann sind die zusätzlichen Flüssigkeitsverluste mit einzuberechnen und es muss mehr getrunken werden. Gleiches gilt bei Fieber, bei ☞Erbrechen oder ☞Durchfall. Auch bei salzreicher Kost wird mehr Flüssigkeit benötigt.

Als Durstlöscher besonders geeignet sind Wasser (Leitungswasser in Österreich, Deutschland und der Schweiz hat in der Regel gute Trinkwasserqualität), (stilles) Mineralwasser, Kräuter- und Früchtetees sowie verdünnte Obst- und Gemüsesäfte. Sie können auch Fruchtsaft mit Fruchttee mischen (z.B. Zitronenmelissentee mit Apfelsaft, Hagebuttentee mit Orangensaft, Waldbeerentee mit Johannisbeersaft). Milch und Milchprodukte haben einen so hohen Nährwert, dass sie als eigene Lebensmittelgruppe gelten. Dennoch können zur

Abwechslung auch Molke oder Milchmixgetränke - vor allem wenn sie mit Mineralwasser gespritzt sind - gute Durstlöscher sein.

Kräutertee sollte immer wieder variiert werden, damit die medizinische Wirkung den Stoffwechsel auf Dauer nicht zu sehr belastet. Verwenden Sie milde Kräuter wie Ringelblume, Zitronenmelisse, Apfelminze. Einfache Mischungen, die auch für Babys geeignet sind, erhalten Sie in Ihrer Apotheke.
Bei **Früchtetee** sollten Sie darauf achten, dass dieser von hoher Qualität und nicht aromatisiert ist. Fragen Sie in Ihrem Teehaus oder Ihrer Apotheke nach wertvollen Sorten.

Fruchtsaft sollte immer zu 100 % aus Fruchtsaft oder Fruchtsaftkonzentrat bestehen. Fruchtnektare oder Fruchtsaftgetränke enthalten weniger Saftanteil und viel zugesetzten Zucker. Gleiches gilt für Limonaden, die außerdem noch Aromen und Farbstoffe enthalten. Verwenden Sie nur reinen Frucht- oder Gemüsesaft und verdünnen Sie diesen mind. 1:1 mit Wasser, um einen guten Durstlöscher zu bekommen. Fruchtsaft pur kann nämlich bis zu 15 % fruchteigenen Zucker und somit auch Energie enthalten. Eine erfreuliche Nachricht für Obst- und Gemüseessmuffel: Ein Glas Frucht- oder Gemüsesaft pro Tag kann eine Obst- bzw. Gemüseportion ersetzen.

Colagetränke, Energydrinks, Kaffee und Schwarztee (auch Eistee, Grüntee und Mate) haben aufputschende Wirkung. Generell sollen nicht mehr als 2-3 Tassen Kaffee oder 4 Tassen Schwarztee getrunken werden. Powerdrinks und Colagetränke sind möglichst zu meiden. Sie enthalten neben hohen Mengen an Koffein auch viel Zucker. Eine Dose Energydrink enthält ca. 7 Stück Würfelzucker und so viel Koffein wie 1-2 Tassen starker Espresso. Ein Glas Cola beinhaltet ca. 6 Stück Würfelzucker.

Frauen trinken heutzutage mehr alkoholische Getränke als früher. Nichts spricht im Normalfall dagegen, ab und zu ein Glas **Wein oder Bier** zu trinken, doch für suchtgefährdete Personen kann schon das zu viel sein. Für eine gesunde, nicht schwangere Frau sind maximal 10 g Alkohol pro Tag gesundheitlich unbedenklich. Diese Menge ist in $^1/_4$ l Bier oder $^1/_8$ l Wein oder 0,03 l Weinbrand enthalten. Das entspricht der Hälfte dessen, was bei Männern als gesundheitlich verträglich eingeschätzt wird. Dabei gilt generell, dass nicht täglich ☞Alkohol getrunken werden soll. Alkohol enthält auch viele Kalorien und sollte daher während einer Diät eingeschränkt werden. Außerdem ist Alkohol in der Schwangerschaft zu meiden und in der Stillzeit stark einzuschränken (☞Kapitel „Alkohol" und „Getränke in der Stillzeit").

Beilagen und Brot bilden die Basis

Brot, Nudeln, Reis, Erdäpfel & Co sichern durch die darin enthaltene Stärke die Energieversorgung unseres Körpers. Sie sind die mengenmäßig wichtigste pflanzliche Lebensmittelgruppe. Getreideprodukte und Erdäpfel machen deshalb optimalerweise etwa ein Drittel dessen aus, was auf den Teller kommt und werden zu jeder Hauptmahlzeit und evtl. zu einer Zwischenmahlzeit gegessen.

	Frauen	Schwangere	Stillende
Brot, Getreide(flocken)	260 g/Tag	310 g/Tag	360 g/Tag
Erdäpfel, Reis, Nudeln	180 g/Tag	230 g/Tag	280 g/Tag

Hier einige Mengenbeispiele, die mithelfen, obige Empfehlungen in die Praxis umzusetzen:
4-5 Scheiben Brot und eine Portion Beilage könnten täglich auf dem Speiseplan stehen. Eine Scheibe Brot ist ca. 50 g schwer, ein Weckerl wiegt etwa 70 g, 1 EL Getreideflocken hat 10 g.
Eine Portion Beilage entspricht z.B. 3 mittelgroßen Erdäpfeln oder roh gewogen ca. 50 g Reis bzw. 65 g Nudeln. Nudeln oder Reis wiegen gekocht etwa 20 g je EL.

Erdäpfel sind gute Quellen für Vitamin C und Folsäure. **Getreide** liefert wertvolle B- und E-Vitamine sowie viele Mineralstoffe (vor allem Magnesium und Eisen).
Von den Getreidebeilagen wählen Sie am besten ballaststoffreiche Vollkornprodukte. Sie putzen nicht nur den Darm durch wie eine Bürste und halten so Verstopfung hintan, sondern sie sorgen auch dafür, dass der Zucker aus der Stärke langsamer aufgenommen wird. Dadurch wird der Insulinspiegel nicht so sehr belastet. Vollkornprodukte halten länger satt und verhindern Heißhunger. Etwa die Hälfte aller Beilagen sollen Vollkornprodukte sein. Essen

Sie deshalb möglichst häufig Vollkornbrot und verwenden Sie zum Backen Vollkornmehl oder mischen Sie dieses mit dem gewohnten Weißmehl.

Auch **Müsli** ist geeignet, den Ballaststoffgehalt der Nahrung zu erhöhen. Allerdings enthalten fertige Mischungen oft große Mengen an Zucker - dieser kann sich auch in Trockenfrüchten oder Schokolade verstecken. Am besten sind Mischungen, die Weizenkeimlinge enthalten, weil diese viel Folsäure liefern. Kritisch zu betrachten sind hingegen Frühstücksflakes, die oft nur mehr wenig mit vollwertigem Getreide gemein haben und viel Zucker enthalten können. Greifen Sie lieber zu gut in Wasser oder Milch gequollenen Vollkornflocken. Sie können die Flocken entweder in kaltem Wasser über Nacht abgedeckt im Kühlschrank oder mit warmem Wasser $^1/_2$ Stunde morgens quellen lassen. Sehr gut geeignet sind auch gekochte Getreidebreie (z.B. Dinkelgrieß, Buchweizen oder Vollkornreis) mit Milch oder Wasser.

ⓘ Müsli und Vollkornbrot sind vereinzelt nicht gut verträglich. Manche Menschen reagieren (abends) mit Blähungen darauf. Greifen Sie dann vermehrt zu gekochten Vollkornbeilagen und abends zu herkömmlichem Brot.

Meist wird im Alltag die Vielfalt an Beilagen gar nicht so richtig ausgeschöpft. Verschiedene Roggen- und Weizenbrote, die unterschiedlichen Getreideflocken aus Hafer, Dinkel, Gerste, Hirse für Müsli oder für warmen Brei stehen zum Frühstück zur Wahl. Diverse Beilagen von Erdäpfelpüree, Erdäpfelknödeln, über Grießnockerln und Semmelknödel bis zu Hirselaibchen, Grünkern, Bulgur, Couscous, Vollkornrundreis, Basmatireis, Wildreis, Rollgerste, Amaranth, Quinoa, alle Sorten Nudeln (aus Hirse, Dinkel, Hartweizen) bringen mittags und abends Buntheit auf den Teller.
Bauen Sie mehr Varianten in Ihren Speisplan ein und erhöhen Sie so gleichzeitig den Anteil an Vollkornprodukten in Ihrer Nahrung! In unseren Rezeptbüchern „Pfiffige Rezepte für kleine und große Leute“ und „Coole Rezepte für Jausen, Pausen und Feste“ (☞Weiterführende Literatur) finden sich Ideen, diese Vielfalt auf den Tisch zu zaubern. Sie reichen von Buchweizenpalatschinken bis zu Polentaknödeln.

Obst und Gemüse - „5 am Tag"

Obst und Gemüse sind unsere Vitaminlieferanten Nummer eins. Sie versorgen den Körper aber auch mit wichtigen Mineralstoffen und Ballaststoffen. Außerdem liefern Sie Schutzstoffe, die so genannten sekundären Pflanzeninhaltsstoffe. Es sind dies beispielsweise natürliche Farb- oder Geschmacksstoffe, die abwehrstärkend sind bzw. vor Krebs oder Herz-Kreislauf-Erkrankungen schützen. Es gibt davon in der Nahrung ca. 5.000-10.000 verschiedene Verbindungen. Kein Mineralstoff- oder Multivitaminpräparat kann die Vielfalt dieser Stoffe dem Körper zur Verfügung stellen. Als Hauptlieferanten sind Obst und Gemüse deshalb sehr wichtig.

2 Portionen Obst und **3 Portionen Gemüse** sollten täglich genossen werden. Mindestens die Hälfte davon sollte roh verzehrt werden, da in rohem Obst und Gemüse der Vitamin-C-Gehalt am höchsten ist. Im Winter kann manchmal Tiefkühlgemüse die bessere Wahl sein, wenn nur unreif geerntetes Glashausgemüse angeboten wird. Dosengemüse und Dosenobst büßen von Geschmack und Konsistenz her an Qualität ein und sind in der Regel entweder zu salzig oder zu süß. Eine Portion Obst und Gemüse kann auch in Form von Säften konsumiert werden, wobei ein Glas Saft eine Obst- bzw. Gemüseportion ersetzt.

	Frauen	Schwangere	Stillende
Obst	250 g/Tag	300 g/Tag	350 g/Tag
Gemüse	250 g/Tag	300 g/Tag	350 g/Tag

Ein kleiner Apfel hat ca. 100 g, eine Banane wiegt etwa 150 g. Eine mittlere Karotte ist ca. 100 g schwer und eine kleine Packung Tiefkühlgemüse wiegt in der Regel 225 g. Vom Gemüse sollten 100 g gekocht und 100 g roh verzehrt werden. Zudem werden 50 g Salat täglich empfohlen.

Diese Mengen sind hoch und werden im Alltag von den meisten Personen nicht erreicht. Probieren Sie trotzdem, möglichst nah an die Empfehlungen heranzukommen. Hier dürfen Sie maßlos sein und Ihren Hunger mit Bergen an „Grünzeug" stillen. Gewöhnen Sie sich am besten an, bei Heißhunger zu frischen Gemüsestücken zu greifen. Gemüse ist ein natürliches Light-Produkt und enthält nur wenige Kalorien, liefert aber wertvolle Vitamine.

! Waschen Sie Obst sowie Gemüse für Rohkost und Salat immer gut vor dem Verzehr - auch bereits essfertig gekaufte, zerkleinerte Salate. Es könnten sich auf der Oberfläche Bakterien befinden.

Folsäurereiche und calciumreiche Gemüsesorten sind echtes **„Frauengemüse"**. Erstere, vor allem grüne Gemüsesorten (z.B. Spinat, Broccoli, Salat), unterstützen nicht nur das Herz-Kreislauf-System, sondern auch die Entwicklung eines werdenden Kindes. Letztere helfen mit, Osteoporose, die Knochenbrüchigkeit im Alter, hintanzuhalten. Zu diesen calciumreichen Gemüsesorten zählen Broccoli und Schwarzwurzel, sie enthalten mit 60 mg pro 100 g halb so viel ☞Calcium wie Joghurt. Auch Kohl, Fenchel und Lauch (sowie Quinoa, Hafer, Hirse, Nüsse und Sesam) sind wertvolle pflanzliche Calciumquellen.

Zum Gemüse werden auch die **Hülsenfrüchte** gerechnet. Linsen, Erbsen, Fisolen oder Bohnen sollten einmal wöchentlich auf dem Speiseplan stehen, weil sie neben Vitaminen, Mineralstoffen und Ballaststoffen auch nennenswerte Mengen an Eiweiß liefern. Die darin enthaltenen Eiweißbausteine ergänzen sich hervorragend mit denen aus Getreide oder Fleisch, das bedeutet, dass sie von hoher biologischer Wertigkeit sind. Egal ob als Trockenware oder aus der Dose, liefern Linsen und Bohnen hochwertige Inhaltsstoffe. Erbsen sind am besten als Tiefkühlware zu verwenden, da so die meisten Vitamine erhalten bleiben.
Hülsenfrüchte haben allerdings den Nachteil, dass sie meist ähnlich wie Kohlgewächse Blähungen verursachen können. Dies liegt an unverdaulichen Ballaststoffen, die im Dickdarm von Bakterien als Nahrung genutzt werden, wobei Gase entstehen. Im Normalfall ist dies unangenehm, aber nicht weiter bedenklich.

Gleichfalls zum Gemüse zählen die **Pilze**. Zuchtpilze, wie Champignons und Austernpilze, können bedenkenlos in größerer Menge verzehrt werden. Wildpilze sind immer noch etwas radioaktiv belastet und sollen maximal einmal alle 2 Wochen auf dem Speiseplan stehen.

Milch und Milchprodukte stärken die Knochen

Von den tierischen Lebensmitteln sind Milch und Milchprodukte die

mengenmäßig wichtigsten. Sie liefern neben Eiweiß eine Vielzahl wertvoller Mineralstoffe (Phosphor, Magnesium, Zink, Jod) und Vitamine (Vitamin A und B-Vitamine), vor allem aber **Calcium**, das für den Skelettaufbau und die Zähne von besonderer Bedeutung ist. Mit Hilfe von Vitamin D wird Calcium in den Knochen eingelagert und erhöht so die Stabilität. Vitamin D wird mittels Sonnenlicht in der Haut gebildet oder aus tierischen Lebensmitteln - vor allem aus Fisch - aufgenommen.
In der Jugend und im frühen Erwachsenenalter wird die Knochenmasse aufgebaut. Später dienen Calcium und Vitamin D dazu, einen raschen Knochenabbau zu verhindern.
Nach dem Wechsel, wenn der Östrogenspiegel im Körper der Frau abnimmt, wird der Knochen leichter abgebaut und Osteoporose (Knochenbrüchigkeit) kann auftreten. Dies gilt es möglichst zu verhindern, daher haben Milch und Milchprodukte in der Ernährung der Frau einen hohen Stellenwert.

	Frauen	Schwangere	Stillende
Milch, Joghurt	425 ml (g)/Tag	475 ml (g)/Tag	525 ml (g)/Tag

Dies entspricht ca. ¼ l Milch und einem Joghurt (150 g) oder einem Joghurt und 3 Scheiben Schnittkäse. Etwa 2 Portionen Milchprodukte sollen täglich gegessen werden.
Statt 425 ml Milch, Sauermilch, Buttermilch oder Joghurt kann auch Käse verzehrt werden. Dieser ist konzentrierte Milch - je härter der Käse, umso mehr Milch steckt darin. Aus 100 ml Milch werden 30 g Weichkäse (Camembert, Brie) oder 15 g Schnittkäse (Emmentaler, Gouda) gewonnen. Eine Scheibe Schnittkäse ist in Österreich ca. 15 g schwer, in Deutschland oft bis zu 30 g. Sie können also, wenn Sie keine Frischmilch mögen, mit wenigen Scheiben Käse (in Österreich 4-5) den Tagesbedarf an Milch decken.

Achten Sie beim Kauf von Milchprodukten und von Käse auf den Fettgehalt, da magere Käsesorten und fettarme Milchprodukte das bessere Verhältnis zwischen wertvollen Inhaltsstoffen und Kalorien aufweisen. Der Fettgehalt wird bei Käse als F.i.T. (Fett in der Trockenmasse) angegeben. Käsesorten mit einem F.i.T. unter 45 % sind empfehlenswert.

❗ Eine Allergie auf Milcheiweiß, eine Milchzuckerunverträglichkeit oder eine milchfreie Kostform erfordern erhöhte Beachtung. Kann keine Milch verzehrt werden, dann muss die Calciumversorgung durch andere Lebensmittel gesichert werden (☞Kapitel „Alternative Kostformen ergänzen“)

Fleisch, Fisch und Eier

Tierische Produkte sind gute Eiweißlieferanten. Das enthaltene Eiweiß ist hochwertig, da es in seiner Zusammensetzung dem menschlichen Eiweiß ähnlich ist. Es kann zum Bau für Zellen, Bindegewebe, Organe und Muskelmasse herangezogen werden.
Fisch, Fleisch, Fleischwaren und Eier liefern aber noch eine große Vielzahl an Nähr- und Wirkstoffen. Jod, Eisen, Vitamin D, Omega-3-Fettsäuren werden maßgeblich durch diese Lebensmittelgruppe zugeführt. Wir brauchen allerdings nicht riesige Mengen davon - das Schnitzel muss nicht über den Tellerrand hängen! Aber regelmäßig über die Woche verteilt sollten diese tierischen Produkte auf dem Speiseplan stehen.

Werden bei Vegetarismus oder anderen Ernährungsformen manche oder alle Lebensmittel aus dieser Lebensmittelgruppe weggelassen, so müssen das **Eiweiß** durch häufigeren Verzehr von Hülsenfrüchten, das **Jod** durch angereichertes Speisesalz oder Jodtabletten, das **Eisen** durch Hafer, Hirse, Sesam sowie eisenreicheres Gemüse oder Eisenpräparate und die **Omega-3-Fettsäuren** durch die vermehrte Verwendung von Rapsöl, Leinöl oder Walnussöl zugeführt werden. Vitamin D sollte durch tägliches mind. 15-minütiges Sonnenbad von Gesicht und Armen im Körper gebildet werden, wenn es nicht durch Fisch aufgenommen werden kann.

	Frauen	Schwangere	Stillende
Fleisch, Wurst	60 g/Tag	75 g/Tag	75 g/Tag
Fisch	200 g/Woche	300 g/Woche	300 g/Woche
Eier	2-3 Stück/ Woche	2-3 Stück/ Woche	2-3 Stück/ Woche

Fleischreiche Speisen im Gasthaus werden meist in Portionsgrößen von 200 g angeboten. Das übersteigt die Tagesmenge bei weitem.

Verzichten Sie dann zu den anderen Mahlzeiten des Tages und an den beiden darauffolgenden Tagen auf Fleisch und Wurst.
Fleisch und Fleischprodukte beliefern uns mit ☞**Eisen**, das besonders leicht aufgenommen werden kann, weil es unserem eigenen Eisen ähnlich ist. Rindfleisch enthält geringfügig mehr Eisen als Schweinefleisch, Schweinefleisch etwas mehr als Geflügel.
Das Rindfleisch enthält außerdem nennenswerte Mengen an ☞**Zink**. Dieses wird nicht nur als Bestandteil des Insulins für den Kohlenhydratstoffwechsel benötigt, sondern stärkt auch die Abwehrkräfte und ist u.a. Bestandteil von Muskeln, Knochen, Haaren und Nägeln.
Schweinefleisch hingegen ist besonders reich an B-Vitaminen, vor allem an Vitamin B_1 und B_6. Putenfleisch liefert nennenswerte Mengen an Vitamin B_2 und B_6. Daher ist es sinnvoll, die verschiedenen Fleischsorten (evtl. auch Lammfleisch, Ziege oder Wild) abwechselnd zu essen. Bevorzugen Sie das Fleisch junger Tiere, da es weniger schadstoffbelastet ist.

Innereien sind besonders schadstoffreich und die Portionsgrößen sollten max. 75 g innerhalb von 2 Wochen umfassen. ☞Leber enthält aufgrund der Fütterung meist sehr hohe Mengen an ☞Vitamin A. An sich wird dieses Vitamin für die Bildung und Funktion verschiedener Gewebe (Lunge, Augen) gebraucht, ein Zuviel davon kann jedoch schaden. Achten Sie bei Fleischwaren, speziell bei Innereien, auf BIO-Qualität.
Manche **Wurstsorten** (z.B. Salami, Landjäger, Mortadella, Kalbsleberstreichwurst) enthalten zwischen 30 und 50 % Fettanteil und sind sehr kalorienreich. Besonders bei Neigung zu Übergewicht oder zu rascher Gewichtszunahme sollte besser zu magerem Schinken oder Bratenaufschnitt als Brotbelag gegriffen und Würstel max. einmal pro Monat als Hauptgericht geboten werden.

Geflügel bietet eine gute Abwechslung zu Rind- oder Schweinefleisch. Bei der Lagerung und Verarbeitung ist allerdings auf einiges zu achten. Geflügel kann nämlich mit Salmonellen belastet sein. Diese Bakterien können schwere Durchfallserkrankungen auslösen und müssen daher bei Temperaturen über 70 °C unschädlich gemacht werden.
Bei Kühlschranktemperaturen vermehren sich Salmonellen nicht. Lagern Sie jegliches Fleisch sowie auch Eier immer im Kühlschrank. Tauen Sie tiefgekühltes Geflügel im Kühlschrank in einer Schüssel

auf, damit evtl. austretender Saft nicht auf andere Lebensmittel gerät. Rohes Geflügelfleisch darf mit anderen Lebensmitteln nicht in Berührung kommen! Säubern Sie Küchengeräte nach der Verwendung gründlich und benutzen Sie keine Holzbretter. Erhitzen Sie Geflügel auch im Kern immer auf mind. 70 °C.

Tipp: Verwenden Sie in der Küche 2 verschiedene Schneidbretter - eines für Gemüse, Obst und Brot und ein anderes für Fisch, Fleisch und Geflügel.

Fisch sollte 2-mal pro Woche gegessen werden, denn er ist eine wichtige Jodquelle. In Österreich wird jedes Speisesalz jodiert, um Jodmangel zu verhindern. Manche Sorten Salz, die nicht als Speisesalz vertrieben werden, können jedoch unjodiert sein. In Deutschland und der Schweiz wird jodiertes neben unjodiertem Speisesalz angeboten. Achten Sie darauf, Jodsalz zu verwenden!
Fische liefern aber nicht nur das notwendige ☞Jod, sondern auch spezielle höher ungesättigte Fettsäuren, die so genannten ☞Omega-3-Fettsäuren. Diese schützen u.a. vor Herz-Kreislauf-Erkrankungen. Fettreiche Seefische (Lachs, Hering, Makrele) enthalten besonders viel hochwertiges Fischöl und sollen einmal pro Woche verzehrt werden. Scholle, Kabeljau und Schellfisch wiederum sind gute Jodquellen und sollen die 2. Portion Fisch darstellen. Verwenden Sie Frischfisch am Tag des Kaufes oder frieren Sie ihn ein. Tiefkühlfisch ist ebenfalls gut geeignet. Verzichten Sie auf panierte Fische (z.B. Fischstäbchen), da diese sehr fettreich sind.

Nicht gut geeignet sind seltene Fischarten, wie Bonito, Rochen oder Seeteufel, und stark mit Quecksilber belastete ☞Fische, wie Hai, Aal, Barsch, Stör oder Tunfisch. Letztere sollten nur selten auf dem Speiseplan stehen.
Auch Muscheln und Austern sind wahre Filteranlagen für Schadstoffe und sehr belastet. Obwohl Austern große Mengen Zink beinhalten, sollten Sie lieber darauf verzichten. Der Schadstoffgehalt von Shrimps und Garnelen ist meist nicht so hoch, es können aber Rückstände von unerwünschten Antibiotika enthalten sein, weshalb auch ihr Verzehr eingeschränkt sein soll.

Eier sind wertvolle Lebensmittel, sie enthalten jedoch sehr viel Eiweiß. Verzehren Sie Eier daher in Maßen. 2-3 Eier pro Woche sind ausreichend. Dabei werden auch Eier in Kuchen, Keksen, Aufläufen und Teigwaren miteingerechnet. Täglich ein Frühstücksei ist eindeutig zu viel des Guten!

Eier können Salmonellen enthalten. Die Gefahr einer Übertragung der Vogelgrippe ist theoretisch gegeben, auch wenn relativ gesichert ist, dass keine infizierten Eier in die Nahrungskette gelangen. Daher sind rohe Eier und daraus zubereitete Speisen tunlichst - vor allem aber in der Schwangerschaft - zu meiden.

Sparsam mit Fetten und Ölen

Unsere kompaktesten Energieträger sind Fette und Öle. Sie liefern doppelt so viel Kalorien wie Eiweiß oder Stärke. Die überschüssige Energie wird im Körper auch als Fettdepot gespeichert.
Meist ist unsere Ernährung zu fettreich, weshalb an Fett eingespart und die empfohlene Menge eingehalten werden soll. Sonst kann es langfristig gesehen zu einer unerwünschten Gewichtszunahme kommen.

Jedoch zählt nicht nur die Quantität, sondern auch die Qualität des Fettes. Pflanzliche Fette (Öle und Nüsse - mit Ausnahme der Kokosnuss) liefern dem Körper vorwiegend hochwertige **ungesättigte Fettsäuren**, die er als Bausubstanz für Zellen braucht und nicht selber herstellen kann. Neben Öl- und Linolsäure spielt auch noch die Alpha-Linolensäure, eine ☞Omega-3-Fettsäure, eine wichtige Rolle. Von der Zusammensetzung der einzelnen Fettsäuren her ist vor allem das Rapsöl besonders gut, aber auch Olivenöl, Leinöl und Walnussöl sind geeignet. Sojaöl ist ebenfalls ideal zusammengesetzt, wird aber aufgrund der Gentechnikdebatte kritisch betrachtet. Es soll nur dann verwendet werden, wenn es aus biologischer Landwirtschaft stammt.
Lagern Sie die Öle dunkel und kühl - falls kein anderer Raum dafür vorhanden ist, im Kühlschrank. So bleibt das Vitamin E erhalten, das das Öl vor dem Ranzigwerden schützt.

Kaltgepresste Pflanzenöle eignen sich hervorragend für die Zubereitung des Salates, sind jedoch nicht zum Braten geeignet, weil der Rauchpunkt des Öles niedrig ist und beim Erhitzen schon bald schädliche, krebserregende Substanzen entstehen können. Verwenden Sie zum Anbraten besser ein raffiniertes Öl und zum Frittieren ein Frittierfett oder Erdnussöl.

	Frauen	Schwangere	Stillende
Butter, Margarine, Öl	35 g/Tag	40 g/Tag	45 g/Tag

Für den Hausgebrauch gilt, dass 1 gestrichener EL Öl oder Butter ca. 10 g Fett entspricht. Es werden also bei mittlerer Tätigkeit 3 EL und 1 TL Fett täglich gebraucht. Davon wird idealerweise 1 EL Pflanzenöl (z.B. Sonnenblumenöl, Olivenöl, Kernöl) für die kalte Küche (Salate, Rohkostsalate) verwendet, 1 EL Pflanzenöl (z.B. Rapsöl) soll zum Braten und Kochen von Speisen gebraucht werden.
Nüsse bestehen zu ca. der Hälfte aus Fett. 1 gestrichener EL Nüsse, Samen oder Mandeln (entspricht 1 TL oder 5 g Fett) soll daher als Müslibestandteil oder Knabberei genossen werden. Und max. 1 EL Butter oder Margarine kommt als Streichfett aufs Brot.

Streichfette enthalten meist gesättigte Fettsäuren und sind kompakte Energieträger. Pflanzenölmargarine, z.B. Diätmargarine, bildet eine Ausnahme. Sie enthält vermehrt ungesättigte Fettsäuren, ist allerdings nicht nennenswert kalorienärmer als herkömmliche Margarine oder Butter.
Butter ist ein natürlicheres Lebensmittel als Margarine und schmeckt vielen Leuten besser - daher wird sie meist bevorzugt. Egal ob Sie sich für Butter oder Margarine entscheiden, wichtig ist primär, dass nicht mehr Streichfett als ca. 1 EL pro Tag konsumiert wird.

Statt pflanzlichem Fett können Sie auch **Nüsse** essen, indem Sie 1 TL Öl durch 1 gestrichenen EL Nüsse ersetzen. Nüsse haben viele Kalorien, liefern aber hochwertige Fettsäuren. Achten Sie darauf, die täglichen Höchstmengen beim Knabbern von Nüssen nicht zu überschreiten.
Wer Fett einsparen will, sollte auch auf die Zubereitungsart und die verwendeten Zutaten achten. Grillen und fettarmes Anbraten (z.B. in beschichteten Pfannen) ist dem Panieren oder Frittieren von Speisen vorzuziehen. Je kleiner die panierten Stücke und je größer die Oberfläche, desto höher der aufgenommene Fettanteil. Daher enthalten Chips auch ca. 40 % Fett, während Erdäpfel als Ausgangsprodukt praktisch fettfrei sind.
Im Gegensatz zu Streichfetten bezeichnet man dieses Fett als ver-

stecktes Fett. Viele versteckte Fette finden sich in Wurstwaren, den Fetträndern von Fleisch, in fettreichen Käsesorten und in Saucen. Hier gilt es, diese Lebensmittel selten oder sparsam zu verwenden.

Luxuskalorien - süß oder fett

Stimmt die Basis und wird der Speiseplan aus den einzelnen Lebensmittelgruppen ausgewogen zusammengestellt, dann darf es auch ein gewisses Maß an Süßigkeiten oder salzigen Knabbereien in der täglichen Ernährung geben. Allerdings sind die empfohlenen Mengen an Süßem gering und werden in der Praxis oft übertroffen.

	Frauen	Schwangere	Stillende
fettreich (Torte, Schokolade, Chips)	50 g/Tag	50 g/Tag	50 g/Tag
zuckerreich (Gummibärchen, Marmelade)	10 g/Tag	10 g/Tag	10 g/Tag

Als Faustregel für zuckerreiche Naschereien gilt: 10 g entsprechen 1 EL Marmelade. 50 g fettreiche Speisen entsprechen ungefähr 3-4 Schokoladekeksen oder einem halben Stück Kuchen. Die Menge an fettreichen Süßigkeiten (5 EL beim Erwachsenen) passt in eine Hand - für Kinder in eine Kinderhand, für Erwachsene in eine Erwachsenenhand!

Ein Tipp zum Heißhunger auf Süßes: Achten Sie darauf, 5 Mahlzeiten am Tag einzunehmen. Wer alle 3 Stunden etwas isst, kann größeren Blutzuckerschwankungen entgegenwirken. Essen Sie Süßes lieber zum Dessert als zwischendurch und greifen Sie für Zwischenmahlzeiten besser zu Obst, Vollkornbrot und Milchprodukten.

Auch ein selbstgemachter Pudding (mit frischem Obstmus) oder eine Tasse Kakao können den Süßhunger stillen. Versuchen Sie, Ihrem Appetit nach Süßem zu widerstehen und wählen Sie nach Möglichkeit Vollkornkekse und Vollkornobstkuchen statt allzu schokoladereiche Naschereien.

Ernährung bei Kinderwunsch

Kinderwunsch und Fruchtbarkeit

In China gilt die Zeit vor der Empfängnis als besonders wichtige Periode im Leben eines Paares und sowohl gesundes Verhalten als auch richtige Ernährung werden dabei berücksichtigt. Etwa 3-4 Monate vor der Zeugung sollen grundlegende Verbesserungen des Verhaltens die Fruchtbarkeit gewährleisten und dem geplanten Kind Schutz bieten. Ein etwa ebenso langer Zeitraum soll zwischen dem Absetzen der Pille und der ersten geplanten Befruchtungszeit verstreichen. Da die Produktion eines Spermafadens ca. 72 Tage dauert, ist es auch für Ihren Partner sinnvoll, seinen Lebensstil mindestens 2 Monate vor dem Befruchtungstermin zu ändern. Nehmen Sie sich also die Zeit, um in Form zu kommen und Maßnahmen für eine erhöhte Fruchtbarkeit zu ergreifen, wenn Sie sich ein Kind wünschen.

Wenn Sie die folgenden Hinweise beherzigen, steht einer erfolgreichen Befruchtung und einem guten Schwangerschaftsbeginn von Seiten der Ernährung her nichts mehr im Wege. Sollten trotzdem Probleme auftreten, so sprechen Sie bitte mit Ihrem Arzt oder suchen Sie eine Beratungsstelle auf. Auch ein Kurs in NFP (in natürlicher Familienplanung) kann Ihnen helfen, die fruchtbaren Tage zu erkennen. Manche Eltern-Kind-Zentren oder auch kirchliche Beratungsstellen bieten Kurse in NFP an (☞Adressverzeichnis).

Maßnahmen in der Ernährung der Frau

Achten Sie in der Zeit vor der Zeugung speziell auf regelmäßiges, ausgewogenes Essen, das abwechslungsreich aus den einzelnen Lebensmittelgruppen zusammengestellt ist. Versuchen Sie Untergewicht auszugleichen, da ein niedriges Körpergewicht, wie es z.B. bei Magersucht oder bei untergewichtigen Sportlerinnen besteht, zu unregelmäßiger Menstruation oder gar zum Ausbleiben der monatlichen Regelblutung (Amenorrhoe) führen kann. Stärkeres Übergewicht hat ebenfalls einen Einfluss auf die Fruchtbarkeit. Halten Sie sich an den Richtwert in den Kapiteln über die einzelnen Lebensmittelgruppen und bevorzugen Sie Zutaten aus biologischer Landwirtschaft, um die Belastung mit Schadstoffen einzudämmen-

Vermeidung von Schadstoffen

Schadstoffe in größeren Mengen können direkten Einfluss auf die Fruchtbarkeit haben. Vor allem ☞**Rauchen** - auch Passivrauchen - belastet mit viel Kadmium, welches das für die Fruchtbarkeit so wichtige ☞Zink blockieren kann. Nikotin beeinflusst außerdem die Produktion weiblicher Hormone und beeinträchtigt so die Fruchtbarkeit. Untersuchungen zeigen, dass ein direkter Zusammenhang zwischen Zigarettenkonsum und Problemen mit verminderter Fruchtbarkeit besteht. Rauchen senkt die Wahrscheinlichkeit ein Kind zu empfangen um mehr als 30 %. Nehmen Sie den Kinderwunsch und die Gesundheit Ihres Kindes zum Anlass, den Zigarettenkonsum einzugrenzen bzw. ganz mit dem Rauchen aufzuhören.
Belastungen mit dem Schwermetall **Quecksilber** sollten ebenfalls gering gehalten werden. Hai, Aal, Barsch, Stör oder Tunfisch sind mit ☞Quecksilber belastete Fischarten. Ihr Genuss sollte stark eingeschränkt werden.
Eine längerfristige Vorbereitung auf eine Schwangerschaft schließt auch eine Kontrolle beim Zahnarzt mit ein, damit er fehlerhafte Amalgamfüllungen zeitgerecht vor einer Schwangerschaft ersetzen kann.

Dass ☞**Alkohol** dem Ungeborenen schadet, ist weitgehend bekannt, doch auch die Fruchtbarkeit wird durch den Konsum von Alkohol beeinflusst. Der Konsum von Alkohol kann zu Menstruationsstörungen und zu einer Menstruation führen, die eintritt, ohne dass ein Eisprung stattgefunden hat. Mäßige Trinkerinnen mit Kinderwunsch, Frauen, die pro Woche 6-10 Glas Wein konsumierten, wurden einer Untersuchung zufolge im gleichen Zeitraum halb so oft schwanger wie abstinente Frauen. Schränken Sie daher die aufgenommene Alkoholmenge möglichst ein bzw. verzichten Sie bei Kinderwunsch ganz darauf.
Neben Alkohol sind auch andere Suchtmittel ein Thema. Frauen sollten mind. 4 Monate vor der Empfängnis **Drogen** wie Kokain oder Marihuana aus dem Körper ausgeschwemmt haben. Viele Drogen stehen - neben ihrem potentiellen Schaden für das Ungeborene - im Verdacht, die Fruchtbarkeit zu vermindern.

Es empfiehlt sich, Ihren Schwangerschaftswunsch mit Ihrem Arzt zu besprechen, vor allem wenn Sie regelmäßig **Medikamente** einnehmen müssen. Er wird notwendige Medikamente auf die Zulässigkeit während einer Schwangerschaft überprüfen, Ihnen die richtige Dosierung empfehlen und Sie auch, wenn nötig, gegen Röteln impfen. Verzichten Sie 4 Monate vor und weiterhin während der Schwangerschaft auf frei verkäufliche Medikamente, wie z.B. Abführmittel. Diese können zu stark entwässern und evtl. sogar Wehen auslösen. Sprechen Sie in jedem Fall mit Ihrem Arzt über Ihre gewohnte Medikamenteneinnahme (Aspirin, Schmerzmittel).

Noch ein Wort zum Kaffee. **Koffein** aus dem Kaffee, dem Schwarztee, aus Mate, Energydrinks, Schokolade und aus manchen Medikamenten (hauptsächlich Kopfschmerzmitteln) erhöht die Harnausscheidung. Dabei können für die Fruchtbarkeit wichtige Wirkstoffe (☞folgende Kapitel) ausgeschwemmt werden. Eine Studie zeigte, dass Frauen mit Kinderwunsch bei einem Konsum von über 5 Tassen Kaffee pro Tag 11 % länger Zeit benötigten um schwanger zu werden als Frauen, die keinen Kaffee tranken.
Verzichten Sie im Idealfall völlig auf ☞Energydrinks und schränken Sie ☞Kaffee und andere Koffeinquellen (☞Schwarztee) ein. Wenn Sie gewohnt sind, größere Mengen koffeinreicher Getränke zu sich zu nehmen, können bei Absetzen auch Koffeinentzugserscheinungen wie Kopfschmerzen, Müdigkeit oder depressive Stimmungen auftreten. Reduzieren Sie in diesem Fall die Menge an Kaffee oder Energydrinks nach und nach. Gute Alternativen sind koffeinfreier Kaffee, ☞Malzkaffee oder ☞Rotbuschtee.

Folsäure ist als Nahrungsergänzung nötig

Bei Kinderwunsch sollten Sie ☞Folsäure als Präparat zu sich nehmen, das fördert nicht nur die Fruchtbarkeit, sondern ist auch zu Schwangerschaftsbeginn bedeutend.
Folsäure ist ein wasserlösliches Vitamin, das beim Kochen weitgehend zerstört wird. Folsäure ist zwar in grünen Gemüsesorten, Hefeextrakt und einigen Hülsenfrüchten in größeren Mengen enthalten (zum Folsäuregehalt in Nahrungsmitteln ☞Kapitel „Ernährung in der Schwangerschaft - Folsäure"). Jedoch reicht die Zufuhr über die Ernährung oftmals nicht aus, den erhöhten Bedarf im ersten Drittel der Schwangerschaft zu decken. Daher rät der „Arbeitskreis Folsäure und Gesundheit" ☞Adressverzeichnis), Folsäure zeitgerecht zu supplementieren. Ein Übermaß wird über die Niere ausgeschieden,

sodass keine Nebenwirkungen zu befürchten sind.
Vor allem zwischen dem 21. und dem 28. Schwangerschaftstag ist der Bedarf besonders hoch. In diesem Zeitraum wird das so genannte Neuralrohr (die Vorstufe des Rückenmarks) geschlossen, wozu Folsäure benötigt wird. Zu diesem Zeitpunkt wissen viele Schwangere noch nicht, dass eine Schwangerschaft besteht und die Gefahr einer Unterversorgung ist gegeben. Deshalb überlegt man zum Beispiel in der Schweiz, Mehl generell mit Folsäure anzureichern, und in Deutschland ist mit Folsäure angereichertes Salz bereits erhältlich.

Rechtzeitig vorzubeugen kann daher ein wirkungsvoller Schutz vor einer Fehlgeburt oder einem ☞Neuralrohrdefekt sein. Eine Nahrungsergänzung von **0,4 mg** (also 400 µg = Mikrogramm) Folsäure **täglich** ab mind. **4 Wochen vor** der geplanten Schwangerschaft bis mind. **12 Wochen nach Beginn der Schwangerschaft** wird empfohlen. Die Einnahme sollte auf nüchternen Magen erfolgen. Der Bedarf ist laut DACH-Referenzwerten (den Ernährungsempfehlungen in Deutschland, Österreich und der Schweiz) in der gesamten Schwangerschaft und Stillzeit erhöht.
Wenn bereits Fehlgeburten stattgefunden haben oder ein Kind mit Neuralrohrdefekt geboren wurde, soll die Dosis 10-mal so hoch sein und 4-5 mg täglich betragen.

Sollten Sie Epileptikerin sein, so sprechen Sie bitte mit Ihrem Arzt, denn eine hohe Folsäuregabe kann die Wirkung bestimmter Medikamente herabsetzen und so evtl. Anfälle verursachen.

Zink beeinflusst die Fruchtbarkeit

Während Folsäure primär für die Entwicklung des Babys wichtig ist, beeinflusst Zink direkt die Fruchtbarkeit von Mann und Frau. Täglich brauchen Frauen 7 mg und Männer 10 mg Zink in ihrer Nahrung.
Zink ist wichtig für die Bildung der weiblichen Hormone Östrogen und Progesteron, die bei der Fortpflanzung eine wichtige Rolle spielen. Ein niedriger Zinkspiegel hat direkten Einfluss auf die Fruchtbarkeit. Darüber hinaus wird Zink schon zu Beginn der Schwangerschaft gebraucht, weil es für die Zellteilung notwendig ist.
Es kann sinnvoll sein, dass sowohl Sie als auch Ihr Partner Zink ergänzen oder zinkreiche Lebensmittel bevorzugen - vor allem, wenn Schwierigkeiten bestehen, schwanger zu werden.

Viel ☞Zink enthalten (laut Nährwerttabellen von Souci, Fachmann, Kraut 2000) Hartkäse (3-6 mg/100 g), Rindschulter (5,2 mg/100 g) und Lamm-Muskelfleisch (2,9 mg/100 g), Vollkornprodukte (Weizenvollkornbrot 1,5 mg/100 g, Amaranth 3, 7 mg/100 g, Hafer 3,2 mg/100 g), alle Hülsenfrüchte (ca. 2-5 mg/100 g), Nüsse (ca. 1-5 mg/100 g), Sonnenblumenkerne (5,6 mg/100 g) und Mohn (8,1 mg/100 g).
Essen Sie von Mohn jedoch wegen des möglichen Morphingehaltes nicht mehr als 1 EL (10 g) pro Tag! Das ist manchmal schon in einem kleinen Stück Mohnkuchen enthalten.

Abwechslungsreiche Ernährung bevorzugen

Eine hinsichtlich der Lebensmittelgruppen ausgewogene Ernährung versorgt den Körper auch noch mit anderen für die Fruchtbarkeit nötigen Wirkstoffen. Vollkornprodukte, Nüsse und tropische Früchte liefern Mangan, das für die Fruchtbarkeit eine wichtige Rolle spielt, indem es den Aufbau der Sexualhormone unterstützt. Es ist auch am Zellschutz beteiligt.
Nüsse, Hülsenfrüchte, grünes Gemüse und Obst, wie Bananen und Melonen, enthalten Vitamin B_6, das bei Frauen die Empfängnisbereitschaft erhöht, weil es die weiblichen Hormone beeinflusst.

Vitamin A, das sich in Milchprodukten und Eigelb findet, und seine Vorstufe das Beta-Carotin aus Karotten und anderen geben, grünen oder orangen Gemüsesorten fördern den Aufbau der Schleimhäute von Scheide und Gebärmutter und bereiten somit das Nest für das befruchtete Ei vor. Vermeiden Sie ein Zuviel an Vitamin A in Vitaminpräparaten (☞Kapitel „Nahrungssupplemente für Schwangere“) und schränken Sie den Konsum von ☞Leber ein, denn zu viel an ☞Vitamin A kann das Ungeborene schädigen. Die Vorstufe Beta-Carotin in Vitaminpräparaten ist jedoch bedenkenlos verwendbar.
Nüsse und Öle enthalten viel Vitamin E, das sowohl die weibliche als auch die männliche Fruchtbarkeit unterstützt.

Fleisch und Fleischwaren (z.B. Schinken) liefern hochwertiges Eisen, das die Fruchtbarkeit positiv beeinflusst. Gleichzeitige Vitamin-C-Zufuhr verbessert die Aufnahme von Eisen aus der Nahrung, während Getränke wie Schwarztee oder Kaffee diese verringern. Daher sollten Sie immer ein Glas verdünnten Fruchtsaft oder einen Rohkostsalat mit einer

Fleischspeise oder eisenreichem Getreide (Hirse, Hafer) kombinieren. Ausreichend Milch und Milchprodukte liefern das für Knochen und Zähne unerlässliche Calcium. In welcher Form Sie Calcium zuführen, ob als Milch, Buttermilch oder Käse, ist egal. Achten Sie darauf, dass Sie schon vor der Schwangerschaft ausreichend damit versorgt sind. Es kommt Ihrem Kind und Ihnen selbst zugute.

Fette Fische wie Makrele, Hering oder Lachs enthalten nicht nur das für den Knochenaufbau wesentliche Vitamin D, sondern auch die wichtigen Omega-3-Fettsäuren.
Fisch und Jodsalz sind ebenso für die Schilddrüse notwendig. Fehlt Jod, so kann es zu einer Unterfunktion kommen, die die Ursache für unerfüllten Kinderwunsch sein kann.
Eine ausgewogene Ernährung aus den 7 Lebensmittelgruppen, wie sie in den vorangegangenen Kapiteln aufgezeigt wurde, ist eine wesentliche Grundvoraussetzung für optimale Empfängnis.

Sonderfall vegane oder eingeschränkte vegetarische Ernährung

Wenn Sie sich vegan, also streng vegetarisch ohne jegliche tierische Produkte, ernähren oder als Vegetarierin nicht ausreichend mit tierischen Produkten versorgt sind, dann müssen Sie ☞Vitamin B_{12} ergänzen. Vitamin B_{12} ist gemeinsam mit Folsäure für die Produktion von genetischem Material wichtig. Wenn Sie sich abwechslungsreich ernähren - wenn Hefeaufstriche, Milchprodukte, evtl. Eier bzw. Fisch in Ihrer Ernährung vertreten sind - brauchen Sie keine Unterversorgung mit Vitamin B_{12} zu befürchten.

Maßnahmen in der Ernährung des Mannes

Auch Ihr Partner sollte sich in Vorbereitung auf ein Kind einer gesunden Lebensweise zuwenden. Der Einfluss des Körpergewichts auf die Fruchtbarkeit ist bei Männern schwächer ausgeprägt als bei Frauen. Normalisiert sich das Körpergewicht, gehen oftmals auch evtl. vorhandene Hormonstörungen zurück.

Schädigende Substanzen sind nach Möglichkeit zu meiden. Es gilt, den Konsum von Tabakwaren mind. 2 Monate vor der geplanten Befruchtung zurückzuschrauben, denn **Rauchen** beeinträchtigt die Spermaqualität. Gleichfalls sollte mit **Alkohol** maßvoll umgegan-

gen werden, da Alkoholkonsum die Spermiendichte verringert und die Anzahl missgebildeter Spermien erhöht. Außerdem kommt es unter Alkoholeinfluss zu einer Abnahme von Testosteron. Auch viele **Drogen** stehen im Verdacht, die Beweglichkeit des Spermas zu beeinträchtigen oder Schäden am Erbgut hervorzurufen.
Zink beeinflusst direkt die Fruchtbarkeit von Mann und Frau. Es wird für die Bildung von Sperma gebraucht. Bei Zinkmangel ist das Sperma weniger gut in der Lage, in die Eizelle einzudringen. Bereits ein kurzfristiger Zinkmangel kann das Samenvolumen und den Testosteronspiegel reduzieren. Bei Kinderwunsch sollten Sie daher Zink supplementieren oder zinkreiche Lebensmittel bevorzugen. Viel Zink enthalten Sardinen, Seefisch, Lamm-, Rind- und Putenfleisch, Hartkäse, Vollkornprodukte, Weizenkeime, grünes Gemüse, alle Hülsenfrüchte, Miso und Obst wie Marillen oder Feigen.

Im deutschsprachigen Raum sind die Böden sehr selenarm. Daher enthalten die darauf angebauten Getreide und Futterpflanzen wenig **Selen**. Selen wirkt als freier Radikalfänger, d.h. es fängt aggressive Substanzen im Körper ab, die diesen sonst schädigen würden. Außerdem begünstigt Selen die Spermienproduktion. Bei weniger Selen im Blut ist auch die Spermienzahl geringer. Anstatt Selen zu supplementieren, können Sie auch 1 EL Kokosflocken täglich in den Speiseplan einbauen, z.B. in den Obstsalat, in ein Joghurt oder in das Müsli. (Verzichten Sie im Gegenzug aber auf 1 EL Streichfett.) Auch Meeresfisch enthält ergiebige Mengen an Selen.

Ein guter freier Radikalfänger ist auch **Vitamin C**. Reichhaltige Quellen dafür sind schwarze Ribisel, Zitrusfrüchte und Erdäpfel. Mit 5 Portionen Obst und Gemüse am Tag sind Sie bestens versorgt. Vitamin C in höheren Dosen brauchen vor allem Männer, deren Sperma zusammenklumpt - dies ist ein sehr häufiges Problem. Ihnen kann evtl. durch Vitamin-C-Supplemente geholfen werden.
Nüsse und Öle enthalten viel **Vitamin E**, das sowohl die weibliche als auch die männliche Fruchtbarkeit unterstützt. Es fördert die Bildung von gesundem Sperma und ist wichtig für die Spermiendichte. Täglich 1 EL Nüsse oder Samen zum Knabbern, im Nussbrot oder über den Salat gestreut ist ausreichend.
Achten Sie bewusst darauf, Öle beim Kochen und Backen einzusetzen. Viele glauben, fettarmes Essen bedeute kein Öl zu verwenden, doch Öl wird gebraucht! Täglich ein Salat mit 1 EL hochwertigem Öl,

wie Rapsöl, Sonnenblumenöl, Olivenöl oder Kernöl, genügt.
Fette Fische wie Makrele, Hering oder Lachs enthalten die wichtigen Omega-3-Fettsäuren, die die Zeugungsfähigkeit des Mannes erhöhen. Bei Unfruchtbarkeitsproblemen sollen Sie 2-mal pro Woche Fisch essen.
Rind-, Schaf- und Ziegenfleisch enthält L-Carnitin, das auch in Spermien benötigt wird. Nüsse, Samen und Öle liefern die wichtigen essentiellen Fettsäuren, die notwendig für den Hormonhaushalt sind. Ein Mangel kann die Fruchtbarkeit beeinflussen. Auch für Männer gilt: Ausgewogene Ernährungsverteilung (zwei Drittel pflanzlich, ein Drittel tierisch) ist eine wesentliche Grundvoraussetzung für optimale Zeugungsfähigkeit.

Abgesehen von der Ernährung und von Umwelteinflüssen gibt es noch andere Faktoren, die die Fruchtbarkeit beeinträchtigen können. So müssen Männer, die im Beruf starker Hitze ausgesetzt sind oder die mehr als 3 Stunden pro Tag Auto fahren länger auf Nachwuchs warten. Auch Stress, Entzündungen im Körper, zu große körperliche Aktivität und unregelmäßige Arbeitszeiten spielen eine maßgebliche Rolle. Die Faktoren sind vielfältig.

Ernährung in der Schwangerschaft

Geplant oder ungeplant, mit dem positiven Schwangerschaftstest und der Bestätigung durch Ihren Frauenarzt beginnt ein neuer Lebensabschnitt. Die Gefühle können zwischen Freude über das Kind und Unsicherheit ob der neuen Verantwortung schwanken. Sie sind nun zu zweit und müssen für sich und für Ihr Kind einiges bedenken. Spätestens jetzt ist der Zeitpunkt gekommen, sich abwechslungsreich und gesund zu ernähren, denn Ihr Baby braucht qualitätsvolle Nahrung.
Im Alltag ist man versucht, der Ernährung einen geringen oder gar keinen Einfluss auf den Schwangerschaftsverlauf zuzuschreiben. Denn selbst bei schlechten Ernährungsgewohnheiten, sieht man zumeist normale Schwangerschaften und gesunde Kinder. Doch statistische Auswertungen sprechen eine andere Sprache: Viele Fehlgeburten und Entwicklungsstörungen könnten durch eine abwechslungsreiche Ernährung und durch die Ergänzung von bestimmten Nährstoffen (z.B. ☞Folsäure) verhindert werden.

Durch eine ausgewogene Kost versorgen Sie Ihr Kind mit wichtigen Baustoffen für seinen Körper und mit Substanzen, die es für die Erhaltung seines Stoffwechsels benötigt.
Gleichzeitig beeinflussen Sie durch die richtige Auswahl und Ihre persönlichen Essensvorlieben schon die Ihres Kindes. So gebären Schwangere, die gerne Karottensaft trinken, Kinder, denen Karottenbrei besonders gut schmeckt. Ein Grund mehr, schon von Anfang an ein verantwortungsbewusstes Vorbild zu sein.

Beginn der Schwangerschaft - 1. bis 3. Monat

Das 1. Schwangerschaftsdrittel (das so genannte 1. Trimenon oder 1. Trimester) ist gekennzeichnet durch erste Zellteilungen und den Aufbau der Organe. Wichtige Entwicklungsschritte, wie der Zusammenschluss der Neuralplatte zum Neuralrohr, erfolgen in den ersten Schwangerschaftswochen. Gehirn und Rückenmark erleben so ihren Aufbau.
In den ersten 3 Monaten ist das Kind Einflüssen gegenüber am empfindlichsten. In diesem Zeitraum können Missbildungen entstehen oder evtl. eine Fehlgeburt ausgelöst werden. Daher gilt es, möglichst

alle schädigenden Substanzen (Alkohol, Schadstoffe) zu meiden. Jetzt verändert sich auch Ihr Geruchs- und Geschmackssinn und signalisiert instinktiv zutreffend, wenn Lebensmittel nicht mehr von einwandfreier Qualität sind.
Im 1. Trimenon wird von manchen Frauen noch nicht sehr viel mehr an Energie benötigt. Einige Mineralstoffe und Vitamine müssen jedoch in hohen Mengen zur Verfügung stehen.
Der Körper reagiert auf den vermehrten Bedarf mit einer erhöhten Ausnutzbarkeit der Nahrung. Werden normalerweise nur 10 % des Eisens aus der Nahrung aufgenommen, kann die Verwertbarkeit im Laufe der Schwangerschaft auf bis zu 60 % ansteigen. Ähnliches gilt für Calcium. Der Mehrbedarf an manchen wichtigen Wirkstoffen, wie z.B. ☞Folsäure, muss jedoch durch Supplemente zur Verfügung gestellt werden, weil er durch die Ernährung alleine nicht gedeckt werden kann.

Daher empfehlen viele Ärzte von Anfang an, Vitamine und Mineralstoffe in Form von Einzelpräparaten oder von speziell auf die Schwangerschaft zugeschnittenen ☞Multivitamin-Mineralstoffpräparaten zuzuführen.

Wachstum und Entwicklung - 4. bis 9. Monat

Im 2. Schwangerschaftsdrittel hat das Kind die empfindlichste Zeit bereits überstanden und wächst enorm. Calcium wird vermehrt gebraucht, da die Knochen aufgebaut und die Zähne gebildet werden. Ihr Körper reagiert mit einer besseren Verwertbarkeit des Calciums aus der Nahrung, sodass das Calcium aus der Nahrung ausreichend ist.
Spätestens im 2. und 3. Trimenon werden zusätzlich zum durchschnittlichen Bedarf (☞Tabelle „Ernährung der Frau" im Farbteil) ca. 255 kcal pro Tag an Energie benötigt, die zum Aufbau des mütterlichen und kindlichen Gewebes verwendet werden. Der Zusatzbedarf während der Schwangerschaft ist allerdings von Frau zu Frau etwas unterschiedlich. Die Kalorienmenge - bei ☞Übergewicht etwas weniger, bei ☞Untergewicht und Mehrlingsschwangerschaft etwas mehr - muss mit der Nahrung zugeführt werden.

Normalerweise haben Schwangere und Stillende einen größeren Appetit, sodass die benötigte Energie automatisch aufgenommen wird. Allerdings brauchen Sie nicht „für zwei", also nicht die doppelte Menge zu essen - das Baby ist ja viel kleiner! Die zusätzlichen ca. 255 kcal stecken z.B. in einem zusätzlichen Käsebrot und etwas Gemüse. Es kommt jedoch nicht nur auf die Menge, sondern auch auf die Qualität und Verarbeitung der Zutaten an.

Energiebedarf bei Mehrlingsschwangerschaft

Wenn Sie zwei oder mehr Kinder bekommen, haben Sie schon während der Schwangerschaft (und auch später wenn Sie stillen oder teilweise stillen) einen höheren Energiebedarf verglichen mit einer Einzelschwangerschaft. Statt zusätzlich 255 kcal pro Tag brauchen Sie um ca. 400-600 kcal pro Tag mehr an Energie. Es treffen für Sie also fast schon die Lebensmittelmengen der Stillzeit (☞Kapitel „Ernährung in der Stillzeit" - „Beispiel für einen Tagesplan") zu.
Achten Sie auf ausreichende Eiweißzufuhr, da pro zusätzlichem Kind ca. 20-30 g mehr Eiweiß gebraucht werden. Durch die erhöhten Mengen an Milchprodukten und etwas mehr an Hülsenfrüchten lässt sich der Bedarf gut decken. Essen Sie auch etwas mehr Fleisch, um den größeren Bedarf an ☞Eisen zu decken.

Wenn Sie sich vegetarisch ernähren wollen, sollten Sie eine Supplementierung von ☞L-Carnitin und Eisen in Betracht ziehen. Bei Mehrlingsschwangerschaften kann es zu einer raschen Entleerung der Vitaminspeicher und der Eisenreserven kommen. Daher ist ein ☞Multivitamin-Mineralstoffpräparat in diesem Fall angeraten.

Ein Tipp: Lassen Sie sich schon vor der Geburt von Ihrer Hebamme, Mütter- und Väterberaterin oder Stillberaterin (☞Adressverzeichnis) zeigen, wie Sie zwei Kinder gleichzeitig im Rückengriff stillen können.

Die Lebensmittelgruppen in der Schwangerschaft

Wenn Sie bereits ausgewogen nach den Lebensmittelgruppen essen, brauchen Sie sich kaum Gedanken zu machen. Anderenfalls nützen Sie doch die Zeit der Schwangerschaft, um Ihre Ernährung zu verbessern. Im +Kapitel „Ernährung der Frau" - „Die Lebensmittelgruppen" finden Sie praktische Beispiele und Hintergrundwissen zu den einzelnen Gruppen.
Im 1. Schwangerschaftsdrittel besteht vor allem ein Mehrbedarf an Getränken, Obst, Gemüse und Milchprodukten. Durch die höhe-

re Milchmenge wird der Bedarf an Eiweiß und Calcium gut abgedeckt. Früher galt der Spruch „Jedes Kind kostet die Mutter einen Zahn". Das gilt heute, bei guter Calciumversorgung und verbesserter Zahnpflege, nicht mehr.
Spätestens im 2. und 3. Trimenon erhöht sich zusätzlich der Bedarf an Brot und Beilagen, Fetten und eiweißreichen, tierischen Lebensmitteln. Der Bedarf an Eiweiß steigt etwa ab dem 4. Monat an, weil es nicht nur für das schnell wachsende Kind, sondern auch für die Vergrößerung des Blutvolumens und den Aufbau der Gebärmutter sowie der Brüste benötigt wird. Nachfolgend ein Überblick:

	Schwangere (ca. 2.350 kcal)
Getränke	1,75 l/Tag
Brot, Getreide(flocken)	310 g/Tag
Erdäpfel, Reis, Nudeln	230 g/Tag
Obst	300 g/Tag
Gemüse	300 g/Tag
Milch, Joghurt	475 ml (g)/Tag
Fleisch, Wurst	75 g/Tag
Fisch	300 g/Woche
Eier	2-3 Stück/Woche
Butter, Margarine, Öl	40 g/Tag
Fettreiches (Torte, Schokolade, Chips)	50 g/Tag
Zuckerreiches (Gummibärchen, Marmelade)	10 g/Tag

Quelle: Forschungsinstitut für Kinderernährung Dortmund (☞Weiterführende Literatur)

Eine Übersicht über die benötigten Mengen aus den einzelnen Lebensmittelgruppen ist auch im Farbteil enthalten. Im Folgenden finden Sie spezielle Hinweise zu den einzelnen Gruppen, die über die bereits am Anfang des Buches gegebenen hinausgehen und die Schwangerschaft betreffen. Im Anschluss daran befindet sich ein Tagesspeiseplan als Beispiel für die Umsetzung.

Getränke

Koffeinhaltige Getränke, Alkoholika und Tonic drinks sind in der Schwangerschaft bedenklich und daher strikt zu meiden ☞Kapitel „Koffein und koffeinähnliche Verbindungen", „Alkohol" und „Wehenauslösende Substanzen".

Brot und Beilagen

Bevorzugen Sie vor allem in der Schwangerschaft **Vollkornprodukte**, weil diese den Darm durchputzen wie eine Bürste. Sie halten so die aus der schwangerschaftsbedingt erhöhten Darmträgheit resultierende ☞Verstopfung etwas hintan. Außerdem sorgen Vollkornprodukte dafür, dass der Zucker aus der enthaltenen Stärke langsamer aufgenommen wird und den Blutzuckerspiegel nicht so sehr belastet. Gemeinsam mit dem maßvollen Umgang mit Süßigkeiten beugen Sie so ☞Schwangerschaftsdiabetes vor. Verteilen Sie die **Beilagen** und das **Brot** auf mind. **3 der 5 Mahlzeiten**, damit es nicht zu Anfällen von ☞Heißhunger kommt.
Schränken Sie **Chips und Pommes** ein, denn sie enthalten Acrylamid, das in größeren Mengen nervenschädigende Auswirkungen auf das Kind haben kann. Nähere Informationen, wie Sie die Menge an Acrylamid in Ihrer Nahrung reduzieren können, erhalten Sie im Merkblatt „Acrylamid in Chips, Keksen und Co" des Vereins Informationskreis Kind und Ernährung (☞Adressverzeichnis).

Obst und Gemüse

Greifen Sie zu folsäurereichen Obstsorten (z.B. Orangen, Bananen) und verzichten Sie auf halbreife ☞**Papayafrüchte**, wie sie bei uns manchmal angeboten werden.
Bevorzugen Sie vor und während der Schwangerschaft vor allem die **grünen Gemüsesorten (Spinat, Broccoli, Salat) und Erdäpfel.** Sie enthalten viel ☞Folsäure.

Milch und Milchprodukte

Auf **Rohmilch sowie Weichkäse aus Rohmilch** sollten Schwangere generell verzichten. Kochen Sie unpasteurisierte Ab-Hof-Milch immer ab und schneiden Sie die Käserinde von Schnitt- oder Hartkäse weg.

Diese Vorsichtsmaßnahme ist notwendig, weil in Rohmilchprodukten und auf der Rinde von Käse für das Ungeborene schädliche Bakterien (☞Listerien) vorhanden sein können.

Fleisch und Fisch

Innereien sind besonders reich an ☞Schadstoffen und sollten maximal in Portionsgrößen von 75 g alle 2 Wochen auf dem Teller landen.
Leber bildet einen Sonderfall, da sie aufgrund der Fütterung meist sehr hohe Mengen an Vitamin A enthält. An sich wird dieses Vitamin für die Bildung und Funktion verschiedener Gewebe (Lunge, Augen) gebraucht. Ein Zuviel davon kann jedoch dem Ungeborenen schaden. Es kann zu Missbildungen, Fehlgeburten und Störungen des Nervensystems kommen. Besonders riskant ist ein Übermaß im 1. Drittel der Schwangerschaft. Verzichten Sie daher während der Schwangerschaft auf Leber und Leberstreichwurst.
Pro Woche sollten 1-2 Portionen Fisch gegessen werden. Stark mit Quecksilber belastete **Fische** (☞Kapitel „Schwermetalle") sind jedoch während der Schwangerschaft sehr einzuschränken. Greifen Sie lieber zu Forelle, Lachs, Kabeljau, Dorsch oder Seehecht.
Auch **Meeresfrüchte,** wie Muscheln und Austern, sind wahre Filteranlagen für Schadstoffe und sehr belastet. Obwohl Austern viel Zink liefern, sollten Sie lieber darauf verzichten. Sie können ☞Listerien enthalten. Gleiches gilt für rohe Shrimps und **rohen bzw. geräucherten Fisch** (☞Kapitel „Rohe tierische Lebensmittel").

Süßigkeiten und Würzmittel

Vorsichtshalber ist in der Schwangerschaft auf den regelmäßigen Verzehr von **Lakritze** zu verzichten. Mehr als 50 g pro Tag davon können bei manchen Personen Bluthochdruck, ☞Ödeme und Muskelschwäche zur Folge haben.
Generell gilt, dass mit **Salz** nicht sparsam umgegangen werden muss, sondern in der Schwangerschaft normal gesalzen werden soll. Gut 1 TL Salz pro Tag nehmen wir durch unsere Nahrung (Brot, Wurst, Käse, gesalzene Speisen) auf, wenn wir normal salzen.
Entgegen der früheren Meinung gilt mittlerweile als gesichert, dass man während der Schwangerschaft den Kochsalzkonsum nicht einzuschränken braucht (☞Kapitel „Was essen bei Ödemen?").

Beispiel für einen Tagesspeiseplan

Etwa so könnte ein möglicher Tagesspeiseplan für eine schwangere Frau im 2. und 3. Schwangerschaftsdrittel aussehen:

Frühstück	2 Stück Vollkornbrot, 10 g (1 EL) Butter, 1 EL Marmelade, 1 Scheibe Schnittkäse, 2-3 Tassen Rotbuschtee mit Milch
Zwischenmahlzeit	1 Apfel oder Kompott daraus, 1 Karotte, evtl. 2 Kekse, 1 Glas Wasser
Mittagessen	120 g mageres Fleisch, gebraten mit 1 TL (5 g) Rapsöl 1 Portion Erdäpfelpüree 1 Portion Blattsalat mit 1 Tomate und 1 EL Sonnenblumenöl, 2 Gläser Orangensaft 1:1 gespritzt
Zwischenmahlzeit	1 Sonnenblumenbrot, 5 g Butter, evtl. 1 Banane, 1 Glas Wasser
Abendessen	1 Portion Champignon- oder Kürbisrisotto mit 1 EL Rapsöl für die Zubereitung und 4 EL Parmesan, 2 Gläser Apfelsaft 1:1 gespritzt
Spätmahlzeit (oder zur Jause)	1 Joghurt

Entwicklung des Körpergewichts

Jede Schwangerschaft ist anders - auch im Gewichtsverlauf. Etwa ein Drittel der Gewichtszunahme machen das Baby und die Placenta (der Mutterkuchen) aus, ein weiteres Drittel wird von mütterlichem Gewebe (z.B. Wachstum der Brust) und von vermehrter Körperflüssigkeit der Mutter verursacht. Das 3. Drittel bildet sich aus Fettreserven, die als Energiedepot für die Geburt und die Stillzeit angelegt werden.

ERNÄHRUNG DER FRAU

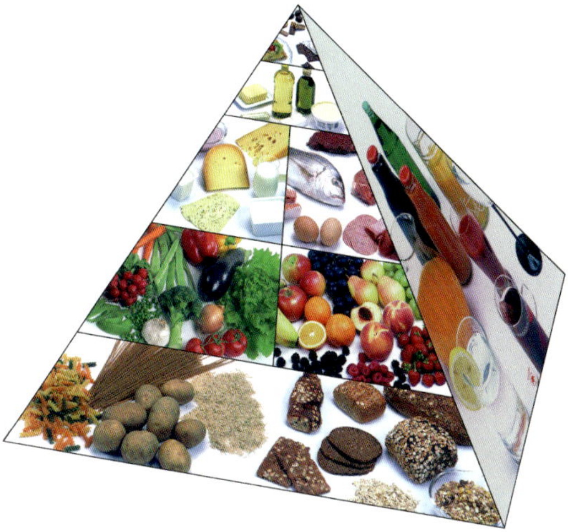

Empfohlene Lebensmittel (≥ 90% der Gesamtenergie)

	Frauen (ca. 2100 kcal*)
Getränke	1,5 l / Tag
Brot, Getreide(flocken)	260 g / Tag
Erdäpfel, Reis, Nudeln	180 g / Tag
Obst	250 g / Tag
Gemüse, Rohkost, Salat	250 g / Tag
Milch, Joghurt	425 ml (g) / Tag
Fleisch, Wurst	60 g / Tag
Fisch	200 g / Woche
Eier	2-3 Stück / Woche
Butter, Margarine, Öl	35 g / Tag

* nicht schwangere, nicht stillende Frau, mittlere Tätigkeit

Geduldete Lebensmittel (≤ 10% der Gesamtenergie)

Fettreich (Torte, Schokolade, Chips)	max. 50 g / Tag
Zuckerreich (Fruchtgummi, Marmelade)	max. 10 g / Tag

Quelle: Forschungsinstitut für Kinderernährung Dortmund

Ernährungspyramide: aid-infodienst

ERNÄHRUNG IN DER SCHWANGERSCHAFT

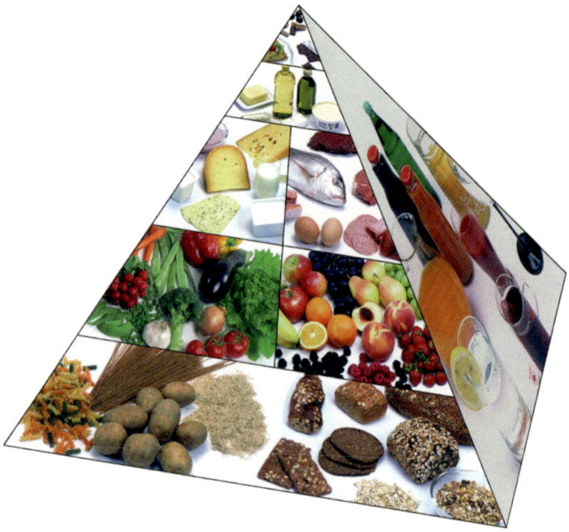

Empfohlene Lebensmittel (≥ 90% der Gesamtenergie)

	Schwangere (ca. 2350 kcal)
Getränke	1,75 l / Tag
Brot, Getreide(flocken)	310 g / Tag
Erdäpfel, Reis, Nudeln	230 g / Tag
Obst	300 g / Tag
Gemüse, Rohkost, Salat	300 g / Tag
Milch, Joghurt	475 ml (g) / Tag
Fleisch, Wurst	75 g / Tag
Fisch	300 g / Woche
Eier	2-3 Stück / Woche
Butter, Margarine, Öl	40 g / Tag

Geduldete Lebensmittel (≤ 10% der Gesamtenergie)

Fettreich (Torte, Schokolade, Chips)	max. 50 g / Tag
Zuckerreich (Fruchtgummi, Marmelade)	max. 10 g / Tag

Quelle: Forschungsinstitut für Kinderernährung Dortmund

Ernährungspyramide: aid-infodienst

ERNÄHRUNG IN DER STILLZEIT

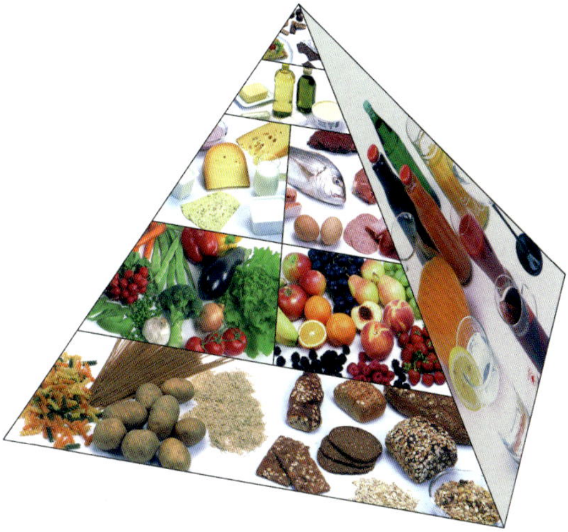

Empfohlene Lebensmittel (≥ 90% der Gesamtenergie)

	Stillzeit (ca. 2630 kcal)
Getränke	ca. 2,5 l / Tag
Brot, Getreide(flocken)	360 g / Tag
Erdäpfel, Reis, Nudeln	280 g / Tag
Obst	350 g / Tag
Gemüse, Rohkost, Salat	350 g / Tag
Milch, Joghurt	525 ml (g) / Tag
Fleisch, Wurst	75 g / Tag
Fisch	300 g / Woche
Eier	2-3 Stück / Woche
Butter, Margarine, Öl	45 g / Tag

Geduldete Lebensmittel (≤ 10% der Gesamtenergie)

Fettreich (Torte, Schokolade, Chips)	max. 50 g / Tag
Zuckerreich (Fruchtgummi, Marmelade)	max. 10 g / Tag

Quelle: Forschungsinstitut für Kinderernährung Dortmund

Ernährungspyramide: aid-infodienst

Ein Beispiel eines durchschnittlichen Gewichtsverlaufes:

1. bis 12. Woche	+ 1-3 kg
13. bis 16. Woche	+ 1 kg
17. bis 22. Woche	+ 2 kg
23. bis 26. Woche	+ 2 kg
27. bis 39. Woche	+ 6,5 kg (also ca. 500 g pro Woche)

nach: Forschungsinstitut für Kinderernährung Dortmund (☞Weiterführende Literatur)

Im ersten Drittel der Schwangerschaft ist mit einer Gewichtszunahme von ca. 1-3 kg zu rechnen. Mehr sollten es nicht sein, das wäre ein Hinweis auf unkontrolliertes Essverhalten, frei nach dem Motto „Jetzt darf ich zunehmen, jetzt esse ich über alle Maßen!". Versuchen Sie Heißhungeranfälle in den Griff zu bekommen und verteilen Sie Brot und Beilagen auf 4-5 Mahlzeiten.

Auch Bewegungsmangel kann jedoch hinter einem stärker ansteigenden Körpergewicht stecken. Achten Sie auf ausreichende körperliche Betätigung. Das führt nicht nur zu einem höheren Kalorienverbrauch und stärkt den Kreislauf, sondern wirkt sich auf Körper und Seele positiv aus. Außerdem tut es auch dem Ungeborenen in seiner Entwicklung gut. Grundsätzlich sind Sportarten mit gleichmäßigen und sanften Bewegungsabläufen (Wandern, Radfahren, Schwimmen, Bauchtanz, spezielle Gymnastik) gut geeignet. Meiden Sie in der Schwangerschaft Sportarten, die mit großen Erschütterungen oder großem Kraftaufwand verbunden sind. Idealerweise bewegen Sie sich zumindest 3-mal die Woche für 30 Minuten oder mehr.

Manche Frauen nehmen in den ersten Schwangerschaftswochen an Gewicht ab. Schuld daran ist die Übelkeit, die infolge der hormonellen Umstellung auftreten kann. Typischerweise kommt es zu morgendlichem Erbrechen. Die Symptome verschwinden meist nach einigen Wochen wieder. Auch bei Schwangerschaftsübelkeit ist darauf zu achten, dass möglichst aus allen Lebensmittelgruppen zumindest kleine Portionen gegessen werden (☞Kapitel „Was essen bei Übelkeit und Erbrechen").

Die gesamte Gewichtszunahme hängt eng mit dem Ausgangsgewicht zusammen. Bei einem mittleren Gewichtsbereich von ☞BMI 19,8 bis BMI 26 soll die Gewichtszunahme laut Forschungsinstitut für Kinderernährung in Dortmund zwischen 11,5 und 16,0 kg ausmachen. Dies sind Richtwerte, die aber neuerdings nicht mehr so strikt gehandhabt werden. Auch eine höhere Gewichtszunahme kann normal sein. Übergroße - vor allem aber rasche - Gewichtszunahmen sollten jedoch mit Ihrem Arzt genauso besprochen werden wie zu geringe Gewichtszunahmen. Beides kann ein Risiko für das Kind bedeuten.
Bei geringer Zunahme kann eine Unterversorgung des Kindes vorliegen, welche manchmal zu einem niedrigen Geburtsgewicht bzw. im schlimmsten Fall zu einer Fehlgeburt führen kann. Ein niedriges Geburtsgewicht ist mit einem späteren Risiko für Herz-Kreislauf-Erkrankungen, Übergewicht, Bluthochdruck und Diabetes verknüpft. Bei zu rascher Gewichtszunahme kann dies ein Anzeichen einer Stoffwechselstörung sein. Es muss von Ihrem Arzt dringend abgeklärt werden, ob Schwangerschaftsprobleme wie Gestose oder Schwangerschaftsdiabetes zugrunde liegen (☞Kapitel „Was essen bei...?"), wenn Sie in der Schwangerschaft 1 kg pro Woche oder mehr zunehmen. Bestand jedoch vor der Schwangerschaft Untergewicht, kann auch eine große Gewichtszunahme normal sein.

Untergewicht und Schwangerschaft

Besteht Untergewicht oder niedriges Normalgewicht mit einem ☞BMI unter 19,8 dann soll bei einer Einzelschwangerschaft die Gewichtszunahme in etwa 12,5-18 kg oder sogar mehr betragen. Nun ist dies gar nicht so leicht, wenn gewohnheitsgemäß kleine Portionen gegessen werden oder wenn Sie eine „schlechte Futterverwerterin" sind.

Hier ein paar Tipps zum Zunehmen:

- Essen Sie reichlich Beilagen und Brot!
- Reichern Sie gekochtes Gemüse mit etwas Sauerrahm, Schlagobers oder Butter an!
- Knabbern Sie vormittags zur Zwischenmahlzeit 2 Hände voll Nüsse und Trockenfrüchte!
- Verwenden Sie zum Abbraten und für den Salat ausreichend Öl!
- Reichern Sie den Salat mit Sesam, Sonnenblumenkernen etc. an!
- Betreiben Sie regelmäßig ☞Sport, das erhöht das Geburtsgewicht des Kindes etwas!

Sollten Sie trotz dieser Tipps nicht zunehmen, so sprechen Sie bitte mit Ihrem Arzt oder einer Diaetologin. Eventuell können medizinische Ursachen hinter einem zu geringen Gewicht bzw. einer mangelnden Gewichtszunahme stecken.

Übergewicht und Schwangerschaft

Liegt mäßiges **Übergewicht** - ein BMI ab 26 - vor, dann sollen 7-11,5 kg zugenommen werden. Ab einem BMI von 29 sollen 7 kg Gewichtszunahme in der Schwangerschaft nicht überschritten werden. Diese Werte dienen als Richtlinie, die in letzter Zeit nicht mehr ganz so strikt vorgegeben wird.

Untersuchungen zeigen allerdings, dass bei Frauen, die vor der Schwangerschaft übergewichtig sind und während der Schwangerschaft mehr als 16 kg zunehmen, nach einem Jahr deutlich mehr Gewicht auf der Waage verbleibt, als vorher da gewesen ist. Lassen Sie sich bei Ihrer Vorsorgeuntersuchung beim Frauenarzt persönlich über Gewichtszunahmen beraten. Tipps um die Gewichtszunahme sinnvoll einzuschränken finden Sie in unserem Kapitel „Was essen, um nach der Stillzeit abzunehmen?“.
Vermeiden Sie während der Schwangerschaft auf jeden Fall Abmagerungskuren, Fasttage oder selbst verordnete „Schalttage“ (z.B. Reistage) - ☞folgendes Kapitel.

Einseitige Ernährungsweisen und Diäten verhindern!

Eingeschränkte Nahrungszufuhr führt zu einer momentanen Unterversorgung des Ungeborenen an lebenswichtigen Nährstoffen, vor allem was wasserlösliche Vitamine betrifft. Einseitige Ernährungsweisen, z.B. Schalttage, an denen nur ein Lebensmittel gegessen wird, schaden daher der gleichmäßigen Versorgung des Kindes. Auch Diäten auf eigene Faust sollten Sie in der Schwangerschaft auf jeden Fall unterlassen.

Wenn Sie hungern oder einseitig essen, setzt der Körper aus dem Fettgewebe nicht nur Schadstoffe, sondern auch spezielle Energiebausteine frei, die von Erwachsenen gut als Energieträger genutzt werden können, jedoch für das Ungeborene schlecht verwertbar sind. Das Kind hungert somit ungewollt mit. Außerdem kann die veränderte Hormonlage der hungernden Mutter eine Frühgeburt zur Folge haben.

Alternative Kostformen ausgleichen!

Alternative Kostformen (z.B. ☞**vegane Ernährung, Makrobiotik**) können ebenfalls zu einem Mangel an einzelnen Nährstoffen führen. Besprechen Sie mit einer Ernährungswissenschafterin oder Diaetologin, welche Wirkstoffe evtl. ersetzt werden müssen. Der erhöhte Bedarf an Nährstoffen (Eiweiß, Eisen, Vitamin D, Jod, Omega-3-Fettsäuren) wird oft nicht gedeckt und es kann eine Unterversorgung an Calcium, Zink und Vitamin B_2 vorliegen.

Besonders kritisch ist ein Mangel an **Vitamin B_{12}**, zu dem es bei unausgewogener vegetarischer Ernährung, makrobiotischer oder veganer Ernährung kommen kann. Oftmals besteht schon vor der Schwangerschaft eine Unterversorgung. Über Hefeflocken, milchsauervergorenes Gemüse (Sauerkraut) und angereicherte Frühstückscerealien (z.B. Corn flakes) lässt sich der gesteigerte Bedarf in der Schwangerschaft kaum decken. Vitamin B_{12} ist wichtig für die Bildung roter Blutkörperchen und fördert das Wachstum. Ein Mangel kann zu einer Hirnschädigung des Kindes führen.
Warten Sie nicht, bis Sie typische Mangelsymptome (Müdigkeit, Konzentrationsschwäche, juckende Haut, Muskelschmerzen) bemerken, sondern sprechen Sie bei makrobiotischer oder veganer Kostform schon vorher mit Ihrem Arzt über die Einnahme eines Vitaminpräparates. Bei einer ovo-lacto-vegetabilen Kost mit mind. 400 g Milch und Milchprodukten pro Tag, und 2-3 Eiern pro Woche sind keine Mangelzustände an Vitamin B_{12} zu befürchten.

Eventuell kann bei fleischfreier Ernährung eine zusätzliche Gabe von ☞**L-Carnitin** in Erwägung gezogen werden. Denn der Bedarf des Kindes ist hoch und die Reserven der Mutter werden im Laufe der Schwangerschaft geplündert. Die Hauptquelle für L-Carnitin aus der Nahrung sind Rind-, Schaf- und Ziegenfleisch.

Bei **milch- und käsefreier Ernährung**, wie sie bei Milchallergie, Milchzuckerunverträglichkeit oder spezieller Kostform praktiziert wird, muss für ausreichend **Calcium** aus anderen Nahrungsmitteln gesorgt werden. Schwangere brauchen 1.000 mg Calcium pro Tag für den

Knochenaufbau ihres Kindes und den eigenen Stoffwechsel. Wenn Sie zu wenig Calcium über die Nahrung aufnehmen, werden Ihre Knochen zugunsten des Kindes abgebaut. Obwohl sich der Körper der Mutter dem erhöhten Bedarf anpasst und vermehrt Calcium aufnimmt, reicht das Calcium nur dann aus, wenn genug Milch und Milchprodukte gegessen werden oder speziell auf eine calciumreiche Ernährung geachtet wird.
Folgende Lebensmittel helfen mit, den Körper mit Calcium zu versorgen: calciumreiches Mineralwasser (ab 150 mg Calcium/l) oder mit Calcium angereicherte Lebensmittel (z.B. Fruchtsäfte), Hülsenfrüchte (auch Tofu), Ölsardinen, Kohlgewächse (Broccoli), Lauch, ☞Mohn, Sesam und Mandeln sowie Vollkornprodukte (vor allem Quinoa und Amaranth).
Nähere Informationen im Merkblatt „Kuhmilchallergie & Kalziumversorgung" des Vereins Informationskreis Kind und Ernährung (☞Adressverzeichnis). Sind die Calciummengen durch Lebensmittel und Getränke nicht zu decken, dann ist es notwendig, Nahrungsergänzungsmittel zu verwenden. In der Apotheke werden Sie gerne darüber beraten.

Allergieprävention umstritten

Schon das Ungeborene reagiert mit seinem Immunsystem auf Allergene aus der Umgebung bzw. aus der Nahrung der Mutter. Im Nabelschnurblut können bei einem Drittel der Neugeborenen spezielle Immunabwehrstoffe, so genannte IgE-Antikörper, nachgewiesen werden, die typischerweise bei allergischen Reaktionen vorkommen. Dabei liegt noch keine „Allergie" vor, aber das Immunsystem kennt bereits ein „allergisches Muster". Leben z.B. Katzen im Haushalt, ist der Spiegel an IgE-Antikörpern im Nabelschnurblut bei vielen Kindern bedeutend höher. Diese Kinder können später leichter eine Katzenallergie entwickeln. Auch andere Faktoren, wie das Rauchen der Mutter während der Schwangerschaft, fördern Allergien.
Wenn Sie selbst oder Ihr Partner Allergien haben, dann wollen Sie sicher deren Auftreten bei Ihrem Kind verhindern. Vielleicht denken Sie jetzt daran, zur Vorsicht Lebensmittel, die häufig Allergien auslösen können, in Ihrer Ernährung während der Schwangerschaft zu meiden. Dazu würden so wichtige Lebensmittel wie Eier, Fisch, Milch, Nüsse und Soja zählen. Es wurden verschiedene Untersuchungen mit Schwangeren durchgeführt, bei denen diese Lebensmittel weggelas-

sen wurden. Dabei wurde beobachtet, ob weniger Allergien auftreten. **Dies war jedoch nicht der Fall.** Einzig bei Einschränkungen im letzten Drittel der Schwangerschaft besteht ein winziger Vorteil in Sachen Allergien, der aber in anderer Hinsicht von Nachteil sein kann. Durch solche Diäten wird Allergien kaum vorgebeugt, sie führen eher zu einer Unterversorgung des Kindes bzw. der Mutter an Eiweiß und Nährstoffen.

Experten raten daher generell von solchen Nahrungseinschränkungen ab - sogar bei Risikofamilien, in denen gehäuft Allergien auftreten. Ja, manche gehen überhaupt davon aus, dass die möglicherweise allergieauslösenden Bestandteile in der Nahrung der werdenden Mutter das Immunsystem des Kindes dahingehend prägen, dass es später die Nahrungsbestandteile als harmlos erkennt und keine Allergien darauf entwickelt.

Eine Ausnahme gibt es: Wenn in Ihrer Familie Allergien auf **Erdnüsse** vorkommen, die eigentlich keine Nüsse sondern Hülsenfrüchte sind, sollten Sie während der Schwangerschaft auf Erdnüsse, Erdnussbutter, Schokolade mit Erdnüssen und Erdnusslocken etc. verzichten.

Schränken Sie sonst Ihre Lebensmittelauswahl nicht unnötig ein, sondern **vermeiden Sie nur diejenigen Lebensmittel, auf die Sie selber allergisch reagieren.** Ersetzen Sie allenfalls Nährstoffe, die Ihnen dadurch abhanden kommen (z.B. Calcium bei milchfreier Ernährung ☞Kapitel „Alternative Kostformen ausgleichen").

Eine finnische Untersuchung sorgte kürzlich für rege Diskussionen. Darin konnte die Allergierate bei Kindern bedeutend gesenkt werden, wenn die Mutter während Schwangerschaft und Stillzeit spezielle Joghurtbakterien (Probiotika) einnahm. Das Essen von bestimmten probiotischen Joghurts könnte also in Zukunft sowohl einen positiven Effekt auf die Besiedelung des Darmes mit „guten" Bakterien als auch Schutzwirkung für das Kind haben. Allerdings gilt dies noch nicht als bewiesen.

Schädliches meiden!

Alkohol

Nicht nur bei Kinderwunsch sondern auch während der Schwangerschaft gilt es, Alkohol strikt zu meiden. Selbst kleine Mengen Alkohol, die ungehindert über die Placenta zum Ungeborenen gelangen, können Stoffwechselvorgänge des Kindes verändern. Schon ein Glas Wein beeinflusst die Schlafphasen des Kindes. Ist die Schwangere Alkoholikerin, so kann es beim Kind zu schweren geistigen und körperlichen Minderentwicklungen kommen. Das Gehirn des Kindes ist meist deutlich kleiner.
Das Risiko einer alkoholbedingten Schädigung des Ungeborenen ist in den ersten Schwangerschaftsmonaten besonders hoch. Es gibt keinen unteren Grenzwert bis zu dem Alkohol während der Schwangerschaft als harmlos eingestuft werden kann, daher soll der **Alkoholkonsum unterlassen** werden. Ihrem Kind zuliebe verzichten Sie daher am besten die gesamte Schwangerschaft hindurch auf Wein, Bier & Co.

Koffein und koffeinähnliche Verbindungen

Untersuchungen bei Schwangeren zeigen, dass exzessiver Kaffeegenuss (mehr als 4-5 Tassen oder mehr als 400 mg Koffein pro Tag) das Fehlgeburtsrisiko in den ersten 3 Schwangerschaftsmonaten verdoppeln kann. Im letzten Schwangerschaftsdrittel wird Koffein zudem im Körper der Mutter nicht mehr so rasch abgebaut.
Zirkuliert Koffein im Blutkreislauf der werdenden Mutter, so gelangt etwa 1 % davon auch in den Stoffwechsel des Kindes und führt dort zu einem erhöhten Herzschlag. Der Pulsschlag verdoppelt sich fast, so groß ist die Belastung. Deshalb soll die Koffeinaufnahme vor allem in der Schwangerschaft sehr reduziert werden.

Koffein und koffeinähnliche Verbindungen kommen außer in Kaffee in vielen anderen Getränken vor: in Energydrinks, Colagetränken, Schwarztee, Matetee, Grüntee, Wellnessdrinks mit Grüntee oder Guarana, in Eistee und in Kakao.
Verzichten Sie am besten ganz auf Kaffee oder koffeinhaltigen Tee bzw. reduzieren Sie Kaffee (und Mate) auf max. 1-2 Tassen pro Tag oder Schwarztee (und Eistee bzw. Grüntee) auf max. 2-4 Tassen pro Tag. Oft schmeckt Schwangeren instinktiv kein Kaffee mehr. Eine

Dose Energydrink enthält so viel Koffein wie 1-2 Tassen Espresso - streichen Sie daher Energydrinks.

Als gute Alternative bietet sich koffeinfreier Kaffee oder Kaffee aus gerösteter Gerste, aus Malz oder aus Soja an, der mit Gewürzen (Cardamom, Kakao) geschmacklich eine persönliche Note erhalten kann. Eine echte Alternative zum Schwarztee ist Rotbusch- (Rooibos-), Kräuter- oder Früchtetee. Rotbuschtee enthält keine koffeinähnliche Verbindung, dafür liefert das südafrikanische Nationalgetränk Eisen, Calcium und Vitamin C. Es lässt sich auch gut mit Milch trinken.
Gelegentlich findet man es mit Gewürzmischungen angeboten, jedoch sollten diese ohne Zimt sein, weil Zimt in größeren Mengen im Verdacht steht, ☞wehenauslösend zu wirken.
In Kakao und Schokolade liegt ebenfalls eine dem Koffein verwandte Verbindung vor. Allerdings wenig, sodass es in der Schwangerschaft unbedenklich ist, wenn die Süßigkeiten innerhalb der empfohlenen Höchstmengen bleiben. Eine ganze Tafel Schokolade enthält jedoch beinahe so viel an koffeinähnlichen Substanzen wie eine Tasse Kaffee an Koffein und sehr viel Zucker sowie Fett.

Belastete rohe tierische (und pflanzliche) Lebensmittel

Aus hygienischen Gründen sind weiters rohe tierische Produkte - außer Schnitt- und Hartkäse ohne Rand (☞nachfolgender Überblick) - strikt zu meiden. Sie können Listerien, Salmonellen oder Toxoplasmoseerreger enthalten.

Listerien rufen eine seltene, grippeähnliche Erkrankung hervor. Selbst wenn die Mutter nur schwach ausgeprägte Symptome hat, kann es beim Ungeborenen zu schweren Entwicklungsstörungen, zu Fehl- oder Totgeburt kommen. Listerien vermehren sich auch im Kühlschrank und überstehen Tiefgefrieren oder Trocknen. 10-minütiges Erhitzen auf mind. 80 °C tötet die Erreger jedoch verlässlich ab.
Salmonellen (z.B. in Geflügel, eihaltigen Speisen) können schwere Durchfälle hervorrufen. Eine leichte Salmonellenvergiftung wird Ihrem Kind möglicherweise nicht direkt schaden, in schweren Fällen kann sie jedoch zu Fehl- und Frühgeburt führen.

Toxoplasmose ist eine eher seltene parasitäre Erkrankung, deren Erreger hauptsächlich durch Katzenkot und rohes Fleisch (v.a. Schwein, Schaf, Ziege) übertragen wird. Reinigen Sie daher Katzenkistchen möglichst nicht selber und wenn, dann nur mit Gummihandschuhen. Auch bei der Gartenarbeit sollten Sie zur Vorsicht Gummihandschuhe tragen, wenn Sie mit Erde in Berührung kommen. Füttern Sie Ihre Katze nicht mit rohem Fleisch. Der direkte Kontakt mit Katzen ist allerdings für die Übertragung des Erregers von untergeordneter Bedeutung. Schwangere brauchen sich im Normalfall deshalb nicht von ihrem Haustier zu trennen.
Toxoplasmose kann bei Erstinfektion beim Ungeborenen zu Hirnschädigungen, Blindheit, Fehl- oder Totgeburt führen. Bei manchen Kindern bricht die Krankheit auch erst nach der Geburt aus und verursacht Augenentzündungen, Atemstörungen oder Lungenentzündung. In Österreich und der Schweiz wird daher im Rahmen der Schwangerschaftsuntersuchung auf Toxoplasmose getestet. Toxoplasmoseerreger sind sehr empfindlich und werden durch Erhitzen, Tieffrieren und während der langen Reifungszeit von gepökelten Fleischerzeugnissen abgetötet.

Nachfolgend ein Überblick über die einzelnen, kritischen Lebensmittel:

Hierauf sollen Sie verzichten:	Dies können Sie bedenkenlos essen:
nicht abgekochte oder unpasteurisierte Milch (auch von Ziege oder Schaf) und daraus hergestellten, formgereiften Weichkäse, wie Camembert oder Brie, Blauschimmelkäse, wie Gorgonzola und Roquefort, Rotschmierekäse, wie Schlierbacher Schlosskäse und Quargel, den Rand von Schnitt- oder Hartkäse eingelegten Käse oder Frischkäse aus offenen Gefäßen Milchmixgetränke mit nicht erhitzten Fruchtzusätzen	pasteurisierte, sterilisierte oder ultra-hocherhitzte Milch und Milchprodukte (Joghurt, Sauermilch, Buttermilch) Camembert und Brie aus pasteurisierter Milch, verpackten Feta aus pasteurisierter Schaf- bzw. Kuhmilch, Mozzarella, Parmesan, Pecorino, Cottage Cheese, Mascarpone, Topfen, Ricotta, Kochkäse, Schmelzkäse rindenfreien, pasteurisierten Schnittkäse, z.B. Butterkäse, Gouda oder rindenfreien (Rohmilch)hartkäse, z.B. Edamer, Emmentaler, Appenzeller, Bergkäse
offenes Eis sowie selbstgemachtes Eis oder Sorbet mit Eiern	industriell hergestelltes, abgepacktes Eis

rohes Fleisch: Carpaccio, Mett, Tartar oder nicht ganz durchgebratenes Fleisch, wie Steak englisch oder medium, kurz gereifte Rohwürste, wie Mettwurst, und Teewurst Rohschinken: Parmaschinken, Bündner Fleisch, Räucherspeck, Schinkenspeck vorverpackte Aufschnittware	durchgebratenes Fleisch, Brühwürste (Frankfurter, Bratwurst, Krakauer, Leberkäse, Weißwurst), Kochwurst (Blutwurst, Sülzwurst, Fleischpasteten), Selchfleisch, Fleischdauerkonserven (Corned Beef, Jagdwurst) Kochschinken
nicht ganz durchgegrilltes Geflügel	gut durchgebratenes Geflügel, Geflügelwurst, Geflügelkonserven (Putenstreichwurst)
rohen Fisch (wie Sushi, Austern, Shrimps, Kaviar), kalt- oder heißgeräucherte Fischprodukte (Forellenfilets, Räucherlachs, Räucherforelle, Schillerlocken, Räucheraal) oder marinierte ungekochte Fischprodukte (Matjes, offener Hering)	gekochten oder gut durchgebratenen Fisch bzw. Garnelen, vegetarisches Sushi, Fischdauerkonserven (wie Hering in Tomatensauce oder Makrele in Öl), pasteurisierte Fischerzeugnisse
rohe oder halbrohe (weichgekochte) Eier und daraus hergestellte Speisen, wie selbstgemachte Mayonnaise, Mousse au chocolat, Zabaione, Tiramisu, Bayrische Creme und Topfencreme mit rohen Eiern (auch als ungebackene Auflage von Torten), Backwaren mit nicht durchgegarten Puddingfüllen	hartgekochte Eier, pochierte Eier und gut durchgebratenes Spiegelei oder Eierspeise Mayonnaise aus der Tube
rohes Getreide, Frischkornbrei, rohe Getreidekeimlinge ungeschältes und ungewaschenes Obst bzw. Rohgemüse, frischgepresste Säfte aus ungewaschenem Obst und Gemüse fertig geschnittene Salate, vorgefertigte Salate (Krautsalat), rohe Sprossen und Keimlinge Oliven und eingelegtes Gemüse aus Thekenware, vorgefertigte Sandwiches, Tramezzinis	Brot, Backwaren, Getreideflocken, gegarte Getreideerzeugnisse gründlich gewaschenes bzw. erhitztes Obst (Marmelade) sowie Gemüse und Säfte daraus frisch zubereitete, gut gespülte Salate, abgepackte Obst- und Gemüsesäfte industriell hergestellte, abgepackte Oliven

Noch einige wichtige Hinweise zur Handhabung: Sorgen Sie bei **Geflügel und Fleisch** für ausreichendes Erhitzen - z.B. Backofentemperaturen über 180 °C (Gasherd mind. Stufe 4). Testen Sie das Geflügel an der dicksten Stelle mit einem Spieß. Der austretende Saft sollte nicht rosa oder rot, sondern klar sein. Vermeiden Sie, dass bereits fertig gegarte Speisen mit rohem Fleisch oder Geflügel (oder mit Schneidbrettern, auf denen solches lag) in Berührung kommen. Waschen Sie sich sorgfältig die Hände, wenn Sie rohes Fleisch angefasst haben.
Verbrauchen Sie Produkte in **Vakuumverpackung** (z.B. Aufschnittware) möglichst bald, da sich ☞Listerien auch unter Vakuumbedingungen noch vermehren können. Besser ist es, Käse oder Wurst im Stück zu kaufen und erst vor Verzehr aufzuschneiden.
Käse aus **Rohmilch** ist in der Regel speziell als solcher gekennzeichnet. Bei Thekenware sollten Sie sich im Zweifelsfall dagegen entscheiden. Schneiden Sie die **Rinde von Hartkäse** immer großzügig weg.
Eine gute Alternative zu eihaltigem **Tiramisu** ist „Inges Apfeltiramisu" aus unserem Rezeptbuch „Coole Rezepte für Jausen, Pausen und Feste"(☞Weiterführende Literatur).

Schnittfeste Rohwürste (z.B. Salami, Landjäger, Cabanossi) stellen eine Zwischenstufe dar. Sie scheinen aufgrund der Nitratpökelung und der langen Reifezeit nur sehr selten Toxoplasmose zu verursachen. Es können jedoch Listerien enthalten sein. Auch kaltgegarte, aber stark gesüßte, gesalzene oder gesäuerte Fischprodukte (Sardellen, Lachsersatz, Rollmops) verursachen selten Infektionen.
Frisch gefangener **Seefisch** ist zwar keimfrei, aber bei der Lagerung, der Verarbeitung und beim Verpacken kann es leicht zu einer Verunreinigung mit Erregern kommen. Durch mangelhafte Kühlung der Rohware kann deren Zahl rasch anwachsen. In etwa 10 % aller Fisch- und Meerestierprodukte wurden Listerien nachgewiesen.

Noch ein paar wichtige Hygienetipps:
- Erhitzen Sie Fertiggerichte aus dem Kühlregal immer sorgfältig und lange genug! Rühren Sie gut um, damit alle Stücke gut durchgegart werden, vor allem, wenn Geflügel enthalten ist!
- Wärmen Sie das Essen nur einmal auf!
- Verzichten Sie auf fertig geschnittene und verpackte Mischsalate!
- Achten sie auch auf Hygiene nach jedem Toilettenbesuch (Handreinigung mit Seife) und in der Küche, damit Lebens-

mittel nicht im Nachhinein mit Krankheitserregern verunreinigt werden!
- Reinigen Sie regelmäßig (etwa alle 4 Wochen) den Kühlschrank!
- Verwenden Sie bei der Entnahme von Lebensmitteln aus geöffneten Verpackungen immer sauberes Besteck!
- Verschließen Sie geöffnete Verpackungen wieder gut und verbrauchen Sie den Inhalt innerhalb von 3-4 Tagen!

Schwermetalle

Schwermetalle und Schadstoffe können in den ersten Lebenswochen Entwicklungsstörungen, Schädigungen und Missbildungen hervorrufen. Schwermetalle können teilweise ungehindert zum Kind gelangen. Sie sind in vielen ☞**Innereien** (☞Leber, Niere) enthalten, weshalb diese in der Schwangerschaft nur in geringem Ausmaß gegessen werden dürfen.

Der Genuss von 2 Portionen **Fisch** pro Woche hat, wie bereits erwähnt, viele Vorteile für das Ungeborene (☞Omega-3-Fettsäuren). Der Verzehr folgender Fischsorten sollte jedoch eingeschränkt werden, da insbesondere große, alte und räuberisch lebende Fische mit **Quecksilber** belastet sind:
Tunfisch, Haifisch, echter Aal, Gemeiner Stör, Barsch, Rotbarsch, Schwertfisch, Heilbutt, Hecht, Rochen, Seeteufel, falscher und echter Bonito, Marin, Blauleng, Langschwänziger Speerfisch, Haarschwänze, Steinbeißer, pazifischer Fächerfisch und Einfarb-Pelamide.
Auch ☞Meeresfrüchte können große Mengen an Schwermetallen enthalten.
Ein Teil des Quecksilbers schadstoffbelasteter Fische liegt in einer Form vor, die die Plazentaschranke (Schranke zwischen Gebärmutterblut und Blut des Ungeborenen) passieren kann. Dieses Quecksilber beeinflusst die Entwicklung des kindlichen Gehirns negativ. Bei 1-2 Portionen Fisch pro Woche wird die duldbare Menge davon wahrscheinlich nicht überschritten, solange auf roten und weißen Tunfisch verzichtet wird. Als Konservenprodukte sind diese Tunfischarten in Europa nicht auf dem Markt.

Nach Möglichkeit sollten während der gesamten Schwangerschaft, vor allem aber während der Frühschwangerschaft, nur wirklich schadhafte **Amalgamplomben** repariert oder getauscht werden, da dabei Quecksilber freigesetzt wird, das den Körper belastet. Pflegen Sie Ihre Zähne gut und vorsichtig, denn das Zahnfleisch wird während der Schwangerschaft verstärkt durchblutet. Es wird dadurch weicher und anfälliger für Zahnfleischbluten und Entzündungen. Außerdem ändert sich die Speichelzusammensetzung und es kann deshalb rascher zu Karies kommen. Sprechen Sie sobald wie möglich mit Ihrem Zahnarzt, wenn wirklich Schmerzen auftreten sollten, und informieren Sie ihn über Ihre Schwangerschaft!

Auch bleibelastetes Trinkwasser kann dem Ungeborenen schaden. Blei beeinträchtigt die Gehirnentwicklung und die Blutbildung des Kindes. In Altbauten sind zum Teil noch **Bleirohre als Wasserleitung** im Einsatz. Diese führen zu einer Bleibelastung des Leitungswassers, das ja zum Kochen und Trinken herangezogen wird. Es gibt verschiedene Labors, die das Wasser kostenpflichtig untersuchen. Wenn Sie bleibelastetes Wasser haben, empfiehlt es sich, stilles Wasser zum Kochen und Trinken zu verwenden.

Lassen Sie Wasser in Altbauten zumindest längere Zeit rinnen bzw. duschen Sie oder gießen Sie die Pflanzen, bevor Sie Wasser für Getränke oder für die Essenszubereitung entnehmen.

Nikotin und Schadstoffe durch Rauchen

Die mit Abstand größte Belastung durch Schwermetalle - nämlich durch Kadmium - entsteht, wenn die Mutter raucht. Rauchen belastet den Körper mit Nikotin und mit über 4.000 weiteren Substanzen darunter Kohlenmonoxid, Stickstoffoxid, Ammoniak, Wasserstoffzyanid, Blei und Kadmium. Mit jeder Zigarette gelangt das giftige Nikotin über die Nabelschnur in den Kreislauf des Kindes. Die Blutgefäße werden dadurch verengt, die Sauerstoff- und Nährstoffversorgung des Ungeborenen verringert sich und der Herzschlag erhöht sich daraufhin.
Kinder rauchender Mütter leiden vermehrt an Entwicklungsproblemen und haben häufig ein zu ☞niedriges Geburtsgewicht. Sie kommen auch häufiger als Frühgeburt zur Welt. Außerdem leiden Sie später öfter an Atembeschwerden und Asthma, ja sogar ein Zusammenhang mit erhöhtem Krebsrisiko wurde festgestellt. Die Schwangerschaft ist daher wohl die schönste Motivation, so schnell wie möglich das Rauchen aufzugeben. Dies gilt sowohl für die Mutter als auch für den Vater, denn Passivrauchen hat ähnliche Auswirkungen. Halten Sie sich daher möglichst nicht in verrauchten Räumen auf!

Drogen und Medikamente

Die heikelste Zeit für die Beeinflussung durch die Einnahme von Drogen oder Medikamenten liegt zwischen der 3. und 10. Schwangerschaftswoche, wenn die inneren Organe, die Arme und die Beine ausgebildet werden. Es kann zu Missbildungen und Entwicklungsstörungen kommen. Drogen verursachen meistens auch Entzugserscheinungen beim Neugeborenen. Sprechen Sie daher mit Ihrem Arzt!
Gewohnheitsmäßig eingenommene Schmerz-, Schlaf-, Beruhigungs- oder Schlankheitsmittel gehören vom Arzt auf ihre Unbedenklichkeit für das Ungeborene hin abgeklärt. So gängige Medikamente wie Aspirin oder Vitamin-A-Präparate sind zu meiden. Manche Medikamente, z.B. Abführmittel, können Darmkrämpfe verursachen und evtl. Wehen auslösen.
Gehen Sie auch mit pflanzlichen und homöopathischen Präparaten kritisch um und sprechen Sie zuerst mit Ihrem Arzt bzw. Homöopathen über Ihre Schwangerschaft, bevor Sie diese Arzneien einnehmen.

Wehenauslösende Substanzen

Es gibt eine Reihe von Verbindungen in Lebensmitteln, die im Verdacht stehen, Wehentätigkeit auszulösen. Durch **Chinin** beispielsweise, das in **Tonic drinks** (Tonic und Bitter Lemon) und chininhaltigen Alkoholgetränken enthalten ist, kann die Wehentätigkeit angeregt werden. Meiden Sie diese Getränke während der gesamten Schwangerschaft. Bei Neugeborenen, deren Mütter täglich etwa 4 Gläser Toniclimonaden während der Schwangerschaft konsumierten, zeigten sich zudem Entzugserscheinungen wie Zittern. Chinin ist in Medikamenten enthalten, die gegen Malaria oder nächtliche Wadenkrämpfe verschrieben werden. Diese sind in der Schwangerschaft nicht zu verwenden.
Wehenanregend können auch größere Mengen an **Zuckeraustauschstoffen** (Sorbit, Xylit, Mannit, Maltit, Laktit und Isomalt) sein, da sie Darmkrämpfe verursachen können. Zuckeraustauschstoffe werden häufig bei Diabetes eingesetzt, außerdem sind sie in zuckerfreien Süßwaren (z.B. Kaugummis, Kaubonbons) enthalten.
Verzichten Sie auf **unreife bzw. halbreife Papayafrüchte**, wie sie bei uns manchmal angeboten werden. Sie können Fehlgeburten verursachen. Dabei dürfte der enthaltene Latex, der in reifen Früchten fehlt, eine Rolle spielen. Er löst Kontraktionen der Gebärmutter aus.

In der Schwangerschaft sollten Sie **Zimt** in größeren Mengen meiden, da er die Gebärmuttermuskulatur stimuliert und Wehen verursachen kann. Gleiches soll für größere Mengen **Curry, Majoran, Thymian, Nelken, Ingwer und Koriander** gelten. Wissenschaftlich ist dies jedoch nicht gesichert. Die üblichen Verzehrsmengen scheinen unbedenklich zu sein. Vermeiden Sie jedoch chinesische Kräutermischungen mit Zimt als Bestandteil.
Himbeerblättertee wird ebenfalls eine wehenfördernde Wirkung zugeschrieben, obwohl dies in keiner Studie belegt ist.
Auch eine größere Menge **Olivenöl** kann, wenn nicht gewohnt, abführende Wirkung haben und Darmkrämpfe, evtl. sogar Wehen auslösen. Halten Sie sich an die empfohlenen Mengen (1-2 EL pro Tag) für Öle. In den Mengen ist Olivenöl unbedenklich.

Erhöhten Bedarf beachten!

Eine ausgewogene Ernährung liefert Ihnen in der Schwangerschaft fast alle notwendigen Nährstoffe. Manche Vitamine und Mineralstoffe werden jedoch in doppelt so hohem Ausmaß benötigt, obwohl nur 15 % mehr an Energie aufgenommen werden soll. Nicht immer wird der Bedarf durch die erhöhte Ausnutzbarkeit in der Schwangerschaft gedeckt.

Im Folgenden die Nährstoffe, deren Versorgung kritisch sein kann:

Folsäure

Schon vor der Schwangerschaft nehmen über 90 % der Frauen nur halb so viel Folsäure wie empfohlen auf. Daher wurde schon im Kapitel „Kinderwunsch und Fruchtbarkeit“ auf Folsäure eingegangen. Wenn Sie dieses Kapitel gelesen haben, wird Ihnen also manches schon bekannt sein. Sie sollten spätestens dann Folsäure einnehmen, wenn Sie erfahren, dass Sie schwanger sind. Besser wäre es, schon mind. 4 Wochen vor der Schwangerschaft zu beginnen.
Der notwendige Mehrbedarf an Folsäure in der Schwangerschaft ist sehr hoch und kann nur durch Supplemente gedeckt werden. 0,4 mg ☞Folsäure werden täglich zusätzlich zu den Mengen aus der Nahrung (durchschnittlich 0,2 mg) benötigt. Vereinzelt sprechen sich Wissenschafter für die doppelte Menge an Folsäureergänzung - also für 0,8 mg - aus.

Frauen, die bereits Fehlgeburten hatten oder ein Kind mit Neuralrohrdefekt zur Welt gebracht haben, sollen sogar eine 10-mal höhere Dosis (4-5 mg Folsäure pro Tag) einnehmen.

Folsäure ist ein Vitamin, das für die Blutbildung und die Zellteilung benötigt wird und daher für das Wachstum des Ungeborenen in der Frühschwangerschaft unentbehrlich ist. Zwischen dem 21. und 28. Schwangerschaftstag, wenn viele Frauen noch gar nicht wissen, dass sie schwanger sind, wird besonders viel Folsäure gebraucht.
In diesem Zeitraum schließt sich die Neuralplatte, die Vorstufe von Gehirn und Rückenmark, zum Neuralrohr. Ein Mangel an Folsäure kann dann zum Neuralrohrdefekt, dem so genannten „offenen Rücken" - auch Spina bifida genannt - führen und somit Fehlentwicklungen von Rückenmark, Zentralnervensystem und Lendenwirbelsäule verursachen. Fehlgeburten, Totgeburten oder schwere Schäden (z.B. Lähmungen der Beine) können die Folge sein. In Österreich sind jährlich mehr als 80 Kinder davon betroffen, in Deutschland etwa 800. Bis zu 70 % der Fälle und viele Fehlgeburten bzw. Abtreibungen infolge von sichtbaren Schäden könnten durch rechtzeitige, ausreichende Folsäuregabe verhindert werden.

Doch auch nach dem Neuralrohrschluss, vor allem im ganzen 1. Schwangerschaftsdrittel, ist eine zusätzliche Einnahme an Folsäure sehr wichtig. Denn es werden bei genügend Folsäuregabe auch weniger Harnröhrendefekte und angeborene Herzfehler festgestellt. Weiters scheinen seltener Lippen-Kiefer-Gaumenspalten und Down-Syndrom aufzutreten.
Ein erhöhter Bedarf an Folsäure reicht bis in die Stillzeit.
Folsäure, die in der Nahrung als Folat vorliegt, ist gegenüber Hitze und Sauerstoff sehr empfindlich und gut wasserlöslich, sodass sie beim Kochen schnell ins Kochwasser übergeht. Am besten ist, Sie verwenden das Kochwasser von Gemüse möglichst für Saucen oder Suppen. Man rechnet mit einem durchschnittlichen Zubereitungsverlust von 35 % - also von etwa einem Drittel. Im Extremfall kann dieser aber auch mehr als 70 % betragen.
Folsäurereiche Lebensmittel sind (laut Nährwerttabellen von Souci, Fachmann, Kraut 2000):
Hefe(aufstriche) (716 µg/100 g), Augenbohnen (540 µg/100 g), Weizenkeimlinge (520 µg/100 g), Mungbohnen (490 µg/100 g),

Kichererbsen (340 µg/100 g), Sojabohnen (240 µg/100 g), Sojasprossen (160 µg/100 g), Tofu (15 µg/100 g), Eigelb (roh 159 µg/100 g), Erbsen (grün 159 µg/100 g), Spinat (roh 145 µg/100 g), Vogerlsalat (145 µg/100 g), Broccoli (roh 114 µg/100 g), Spargel (roh 108 µg/100 g), Kohlsprossen (101 µg/100 g), Karfiol (roh 88 µg/100 g), Haselnüsse (71 µg/100 g), Kopfsalat (59 µg/100 g), Paradeiser (22 µg/100 g), Weizenvollkorn (87 µg/100 g), Weizenvollkornbrot (29 µg/100 g), Erdäpfel (22 µg/100 g), Orangen (29 µg/100 g), Orangensaft (20 µg/100 g) und Bananen (14 µg/100g).
Außerdem sind Frühstückszerealien (z.B. Corn flakes) meist mit Folsäure angereichert.

Mit einer Portion (75 g) Blattsalat und 4-5 Scheiben Weizenvollkornbrot ließe sich etwa die Hälfte des Bedarfes von 600 µg abdecken. Will man den restlichen Bedarf über die Nahrung decken, so muss man täglich (!) eine Portion von 150 g Hülsenfrüchten (roh gewogen), eine Portion gekochtes, folsäurereiches Gemüse und 2 Portionen Orangen bzw. Bananen verzehren. Nur wenige Frauen decken daher den Folsäurebedarf durch ihre tägliche Nahrungsauswahl ab.

Jod

Zu einer richtigen Ernährung gehört auch die Verwendung von jodiertem Speisesalz. In **Österreich** ist herkömmliches Salz jodiert. Wird würzig gesalzen und 2-mal pro Woche Seefisch gegessen, dann wird genug Jod aufgenommen. Werden jedoch unjodierte Spezialsalze bzw. unjodierte Produkte aus dem Ausland verwendet und nicht wöchentlich ausreichend Fisch gegessen, kann es zur Jodunterversorgung kommen. Jod muss dann extra zugeführt werden.
Auch in der **Schweiz** kann jodiertes (und evtl. fluoriertes - im Kanton Basel Stadt nur jodiertes) Speisesalz den Bedarf abdecken.
Für **Deutschland** rät das Forschungsinstitut für Kinderernährung Dortmund vor allem bei Verwendung von unjodiertem Speisesalz eine ergänzende Jodzufuhr von 100-200 µg Jod pro Tag mittels Präparaten für alle Schwangeren, da bei Jodmangel die geistige und körperliche Entwicklung des Kindes beeinträchtigt werden kann. Das Risiko für Fehlgeburten erhöht sich sonst, Hör- und Sprachstörungen können auftreten und Kinder kommen manchmal schon mit einer vergrößerten Schilddrüse zur Welt. Vor allem im 1. Schwangerschaftsdrittel, wenn sich die kindliche Schilddrüse bildet, wird viel Jod benötigt.

Eisen

Als Bestandteil der roten Blutkörperchen ist Eisen für den Sauerstofftransport verantwortlich. Durch die vermehrte Blutbildung in der Schwangerschaft steigt der Eisenbedarf. Sie benötigen etwa doppelt so viel Eisen wie sonst - vor allem im 3. Schwangerschaftsdrittel. Allerdings erhöht sich während der Schwangerschaft der Anteil an Eisen, der aus der Nahrung aufgenommen wird - dadurch wird einem Mangel etwas entgegen wirken.
Aus Fleisch kann Eisen besonders leicht aufgenommen werden. Eisenreich sind (laut Nährwerttabellen von Souci, Fachmann, Kraut 2000) neben Vollkornprodukten vor allem:
Sesamsamen (10 mg/100 g), Amaranth (9 mg/100 g), Quinoa (8 mg/100 g), Hirse (6,9 mg/100 g), Sonnenblumenkerne (6,3 mg/100 g), Hafer (5,8 mg/100 g) und Spinat (3,8 mg/100 g).
Kombinieren Sie eisenreiche Lebensmittel mit Vitamin-C-reichem Obst oder Gemüse (Kiwis, Ribiseln, Zitrusfrüchten, Paprika) damit die Eisenaufnahme noch verbessert wird. Und trinken Sie nicht gleichzeitig oder nach der Mahlzeit Kaffee oder Schwarztee bzw. essen Sie nicht gleichzeitig calciumreiche Milchprodukte, da dies die Eisenaufnahme hemmt.

Vegetarierinnen und Frauen, die selten Fleisch essen, können schon vor der Schwangerschaft einen geringen Eisenspeicher (Serum-Ferritin) aufweisen. Im Rahmen der Vorsorgeuntersuchungen wird der Eisenspiegel gemessen. Ein **leicht erniedrigter Eisenspiegel** könnte in der Schwangerschaft normal sein - er besteht auch bei Gabe von Eisenpräparaten und scheint ein Schutz vor bakterieller Infektion zu sein.
Schwerer Eisenmangel geht jedoch mit einer Häufung von Früh- und Fehlgeburten bzw. vermindertem Wachstum des Kindes einher. Ihr Arzt wird Ihnen spätestens dann zu notwendigen Supplementen raten, wenn der Eisenspiegel oder der Eisenspeicher bedenklich niedrig ist oder gar bereits Mangelsymptome (Müdigkeit, Schwindel, Kopfschmerzen) vorhanden sind. Dies ist am häufigsten bei ☞Mehrlingsschwangerschaften und bei kurz hintereinander auftretenden Schwangerschaften der Fall.
Eisenpräparate nehmen Sie am besten abends „nüchtern" vor dem Schlafengehen ein. Die letzte Mahlzeit sollte ca. 3 Stunden zurückliegen. Manchmal sind Eiseinpräparate schlecht magenverträglich (☞„Was essen bei Übelkeit und Erbrechen") und wirken leicht stop-

fend. Beachten Sie in dem Fall die Hilfestellungen aus dem Kapitel „Was essen bei Verstopfung?“.
Nehmen Sie Eisen nicht ohne Anraten Ihres Arztes ein, denn es gibt auch ein **Zuviel an Eisen** - vor allem bei einer erblichen Eisenspeicherkrankheit. Zu viel Eisen kann die Aufnahme von ☞Zink in den Körper hemmen.

Zink

Zink wird für die Zellteilung gebraucht, daher haben Schwangere ab dem 4. Monat einen erhöhten Bedarf. Ausreichend Zink in der Nahrung hilft auch dabei, Schwangerschaftsstreifen zu verhindern. Ein Zinkmangel geht mit **niedrigem Geburtsgewicht** einher und bei ausgeprägtem Mangel steigt das Risiko für eine Fehlgeburt. Vor allem vor der Geburt (☞Kapitel „Ernährungsmaßnahmen vor der Geburt“) wird Zink benötigt. Zinkreiche Lebensmittel sind Lamm-, Rind- und Putenfleisch, Sardinen, Hartkäse, Vollkornprodukte und Weizenkeime, alle Hülsenfrüchte, Miso, ☞Mohn und Nüsse sowie Trockenfrüchte. Mengenangaben dazu finden Sie im Kapitel „Kinderwunsch und Fruchtbarkeit“ - „Zink beeinflusst die Fruchtbarkeit“.

Magnesium

Vollkornprodukte, Hülsenfrüchte (Tofu), Nüsse und Samen, Fleisch, Gemüse und Bananen haben eines gemeinsam: Sie enthalten relativ große Mengen an Magnesium. Dieser Mineralstoff spielt in der Schwangerschaft eine große Rolle bei der Produktion und Veränderung von Eiweiß im Körper. Außerdem ist Magnesium maßgeblich an der Erregungsleitung vom Nerv zum Muskel beteiligt. Vor allem im letzten Schwangerschaftsdrittel besteht ein erhöhter Magnesium-Bedarf, weil das Kind Magnesium einlagert.
Bei einem Mangel an Magnesium kann es zu **Krämpfen** oder frühzeitiger **Wehentätigkeit** kommen. Deshalb kann es in diesen Fällen sinnvoll sein, Magnesium zu ergänzen. Sprechen Sie mit Ihrem Arzt, denn ein Zuviel an Magnesium verursacht Erbrechen und Bluthochdruck.

B-Vitamine

Wenn Sie sich ohne jegliche tierische Produkte (also vegan) ernähren, dann müssen Sie **Vitamin B_{12}** ergänzen (☞Kapitel „Alternative

Kostformen brauchen Ausgleich"). Bedenken Sie bei der Einnahme von Folsäure, dass ein Vitamin-B_{12}-Mangel „maskiert" werden kann, d.h. er ist als solcher schwer erkennbar. Bei einer gemischten Kost mit mind. 400 g Milch und Milchprodukten pro Tag sowie 2-3 Eiern pro Woche sind keine Mangelzustände an Vitamin B_{12} zu befürchten.
Ähnliches gilt für **Vitamin B_6**, das in der Schwangerschaft vermehrt gebraucht wird und vor allem in tierischen Lebensmitteln, in Nüssen, Samen, Getreide und Hefe vorkommt. Es ist ebenfalls ein wasserlösliches Vitamin, d.h. es muss laufend zugeführt werden, weil es nur in geringen Mengen gespeichert werden kann. Essen Sie deshalb täglich ausreichende Mengen an Vollkornprodukten, Milch und Milchprodukten und tierischen Lebensmitteln.

Omega-3-Fettsäuren

Wechseln Sie auf Pflanzenöle, die reich an ☞Omega-3-Fettsäuren sind (Rapsöl, Leinöl, Walnussöl), denn für das große Zellwachstum in der Schwangerschaft werden diese Fettbestandteile dringend gebraucht. Sie können als Alternative bzw. Ergänzung auch häufiger zu Fisch greifen.
Im 3. Trimenon - vor allem im letzten Schwangerschaftsmonat - erfolgt die Gehirnreifung und die Ausreifung der Sehkraft, die positiv durch Fischöle beeinflusst werden. Essen Sie spätestens dann am besten 2 Fischportionen pro Woche, denn die enthaltenen Omega-3-Fettsäuren steigern nachhaltig die Intelligenz des Kindes, helfen mit ein niedriges Geburtsgewicht zu verhindern und haben positive Auswirkungen auf den Schwangerschaftsverlauf. Ist mehr ☞Fisch in der Nahrung der Mutter, so sinkt die Gefahr einer Frühgeburt.
Wählen Sie fetten Meeresfisch wie Lachs, Hering oder Makrele einmal pro Woche, wobei dieser nicht aus der Ostsee stammen sollte. Fettfische aus der Ostsee sind durchschnittlich bis zu 5-mal stärker mit dem Schadstoff Dioxin und dioxinähnlichen Verbindungen belastet. Schränken Sie auch stark schwermetallbelastete Sorten (☞Kapitel „Schwermetalle") und seltene Fischarten ein.
Omega-3-Fettsäuren gibt es mittlerweile auch in Kapselform (Fischölkapseln). Sie haben aber die unangenehme Nebenwirkung eines „fischigen" Aufstoßens. Sie sind in die Fettaufnahme einzuberechnen.

Nahrungssupplemente für Schwangere

Bei ausgewogener Kost nach den Lebensmittelgruppen - unter Verwendung von Vollkornprodukten und Fleisch - lässt sich fast der gesamte Nährstoffbedarf abdecken. Das einzige sehr kritische Element ist ☞Folsäure, welche ergänzt werden soll, da mehr als 90 % der Schwangeren nicht genug Folsäure über die Nahrung zuführen. Eventuell müssen ☞Jod und ☞Eisen ergänzt werden.
In **Österreich** wurden im Österreichischen Ernährungsbericht 2003 zudem noch zu niedrige Aufnahmemengen an Vitamin D und Calcium festgestellt. Es werden zu wenig Fisch, Milchprodukte und Vollkornprodukte gegessen.
Das Baby-Care-Projekt in **Deutschland** stellte neben Eisen- und Jodmangel manchmal eine Unterversorgung an Calcium und Magnesium sowie an Vitamin B_6, B_1 und B_2 fest. Auch hier fehlt es an Milchprodukten, Fisch, eisen- und magnesiumreichen Lebensmitteln und Vollkornprodukten in der Ernährung.
Es gibt verschiedene Einzel- und ☞Multivitamin-Mineralstoffpräparate auf dem Markt, die verhindern wollen, dass Unterversorgungen an Vitaminen und Mineralstoffen während der Schwangerschaft und Stillzeit auftreten. Ihre Zusammensetzung ist unterschiedlich.

In Elevit pronatal und Pregnavit, den in Österreich (bzw. in der Schweiz) gängigsten Präparaten, ist kein ☞**Jod** zugesetzt. Jodiertes Salz deckt hier meist den Bedarf. In Deutschland müsste zusätzlich zu diesen Präparaten speziell auf die Verwendung von Jodsalz geachtet oder es müssten ergänzende Jodtabletten verwendet werden. Centrum Materna, Milupa NeoVin, Nestle Pro Natal, Hipp Natal Activ, Orthomol natal, Femibion und Eu-cell Natal enthalten Jod und sind daher für deutsche Leserinnen, die kein oder wenig Jodsalz verwenden, empfehlenswert.
Alle aufgeführten Präparate (kein Anspruch auf Vollständigkeit) enthalten laut Angaben der Hersteller ☞**Folsäure** in Mengen zwischen den empfohlenen 400 µg und 10 mg. Alle beinhalten ☞**Vitamin B_1, B_2** und **B_6**.
In allen bis auf Femibion findet sich ☞**Eisen** in unterschiedlichen Mengen. (In der Ostschweiz ist das Eisenpräparat Gyno-Tardyferon gebräuchlich, dem nur 350 µg Folsäure zugesetzt sind und das sonst keine weiteren Mineralstoffe beinhaltet.) Elevit pronatal, Milupa NeoVin, Nestle Pro Natal, Orthomal natal und Centrum Materna decken ☞**Calcium** und ☞**Magnesium** ab. Pregnavit liefert Calcium,

Eu-cell Natal und Hipp Natal Activ liefern Magnesium. Pregnavit und Femibion enthalten kein ☞**Zink**. Die anderen Präparate enthalten zwischen 3 und 10 mg davon.
Femibion, Milupa NeoVin und Hipp Natal Activ enthalten kein ☞**Vitamin A**. Centrum Materna, Orthomol natal und Eu-cell Natal enthalten die günstige Vitamin-A-Vorstufe Beta-Carotin. Elevit pronatal, Nestle Pro Natal und Pregnavit enthalten Vitamin A in entsprechender Menge, dürfen aber nicht überdosiert werden. Außerdem muss darauf geachtet werden, dass andere Vitamin-A-haltige Präparate nicht gleichzeitig genommen werden.
Die Präparate decken eine unterschiedlich große Bandbreite an Vitaminen und Mineralstoffen ab und sind speziell auf den Bedarf von Schwangeren zugeschnitten, sodass sie vor allem bei etwas unausgewogenerer Kost (☞„Was essen bei Heißhunger, Gelüsten und Abneigungen") empfehlenswert sind. Generell sollten Sie jede Einnahme eines Präparates mit Ihrem Arzt besprechen.

Was essen bei...

Während der Schwangerschaft können bestimmte Probleme, wie z.B. Schwangerschaftsübelkeit und Verstopfung, auftreten. In den folgenden Kapiteln gibt es Tipps und Hilfestellungen dazu.

Was essen bei Übelkeit und Erbrechen?

Leiden Sie in der Frühschwangerschaft unter Übelkeit und Erbrechen, dann liegt meist keine Lebensmittelvergiftung vor, sondern eine hormonell bedingte Übelkeit. Sie kann auch mit Schwindelgefühlen verbunden sein und betrifft etwa ein Fünftel aller Schwangeren. Meist beginnt die Schwangerschaftsübelkeit rund um die 2. Schwangerschaftswoche und dauert ca. bis zur 14. Schwangerschaftswoche. Manchen Schwangeren ist jedoch auch die ganze Schwangerschaft hindurch immer wieder übel.
Auslöser dafür können bestimmte Gerüche sein (Parfüm, Zigarettenrauch, Benzin) oder stark gewürzte Nahrungsmittel bzw. Kaffee. Geruchs- und Geschmackssinn sind während der gesamten Schwangerschaft geschärft, um schädliche Einflüsse vor allem während des 1. Schwangerschaftsdrittels, der Zeit der Organbildung, zu verhindern.

Ob es in der Schwangerschaft zu häufigem Erbrechen kommt, ist von Frau zu Frau sehr unterschiedlich und hängt mit der Hormonlage zusammen. Daher ist das Erbrechen nur schwer beeinflussbar. Es sind jedenfalls Hormone beteiligt, die den Zuckerstoffwechsel steuern. Starke Blutzuckerschwankungen zwischen den Mahlzeiten (wenn zu viel Süßes gegessen wird) und ein niedriger Blutzuckerspiegel am Morgen begünstigen Übelkeit und Erbrechen.

Manchmal hilft es deshalb, schon **vor dem Aufstehen** im Bett schluckweise eine Tasse kalten oder warmen (Kamillen)tee oder Milch zu trinken oder zu löffeln und dazu eine Kleinigkeit (ein Stückchen Zwieback, Brot, Müsliriegel oder Banane) langsam und intensiv kauend zu essen. Stehen Sie erst eine halbe Stunde danach auf. Bewegen Sie sich langsam und vermeiden Sie ruckartige Bewegungen. Versuchen Sie stressende Situationen zu umgehen, da auch Stress - nicht nur morgens - Übelkeit auslösen kann.
Verteilen Sie die Mahlzeiten über den Tag im Abstand von 2-3 Stunden und nehmen Sie eher **kleine Mahlzeiten** zu sich. Lassen Sie das Frühstück möglichst nicht aus. Wenn Ihnen nicht danach zu Mute ist zu essen, trinken Sie ein Glas mit verdünntem Fruchtsaft oder einen Becher klare, fettarme Suppe. Verzichten Sie bei den Hauptmahlzeiten auf sehr fette Speisen, wie z.B. Wiener Schnitzel oder Fischstäbchen. Ziehen Sie Gekochtes dem Gebratenen vor - es ist leichter verdaulich!

Eventuell kann sich hinter einer vermehrten Neigung zu Übelkeit und Erbrechen - vor allem, wenn diese Beschwerden mit einer Schwangerschaftsdepression einhergehen - auch ein Vitamin-B_6-Mangel verbergen. Durch die Anti-Babypille kann es oft schon lange vor Beginn der Schwangerschaft zu einer Unterversorgung mit ☞**Vitamin B_6** kommen. Ernährung mit viel Süßem und Fast food kann ebenfalls dazu führen.
Vitamin B_6 ist in Hühner- und Schweinefleisch, Fisch (Lachs, Tunfisch), verschiedenen Gemüsesorten (Broccoli, Avocado, Spinat), Kartoffeln, Bananen, Sesam und Vollkornprodukten enthalten. Gegebenenfalls kann eine Nährstoffergänzung mit Vitamin B_6 hilfreich sein.

Eine unterstützende Gewürzpflanze, die die Übelkeit lindern soll, ist **Ingwer**. Sie können ein Stückchen frischen, geschälten und in Scheiben geschnittenen Ingwer in Wasser aufkochen und diesen

☞Ingwertee morgens vor dem Aufstehen schluckweise trinken. Es gibt auch Ingwertabletten, die bei Seefahrten gegen Übelkeit eingesetzt werden. Oder greifen Sie bei Übelkeit - wenn es die Übelkeit nicht verschlimmert - zu einem Stück kandiertem Ingwer. Essen Sie jedoch nicht größere Mengen an ☞Ingwer, da er abführend wirken und evtl. Wehen auslösen kann. Sprechen Sie mit Ihrem Arzt darüber.
In der chinesischen Ernährungslehre gilt die ☞Umeboschipflaume, in kleinen Mengen verspeist, als hilfreiches Mittel. Sie ist jedenfalls sehr salzig und führt wieder Salz zu, das beim Erbrechen verloren gegangen ist.

Wenn Sie häufig erbrechen, ist der **Salz- und Flüssigkeitsverlust** sehr hoch. Diesen müssen Sie ausgleichen. Essen Sie eher salzig (z.B. gut gesalzene klare Suppen ohne Fett, Gemüsesuppen) bzw. trinken Sie schluckweise folgende Elektrolytlösung: In 300 ml Orangensaft und 700 ml abgekochtem Wasser werden 1 EL Zucker und 1 TL Salz aufgelöst. Trinken Sie generell mehr Getränke über den Tag verteilt zwischen den Mahlzeiten.
Ein ☞Multivitamin-Mineralstoffpräparat kann mithelfen, eine entstehende Unterversorgung an Nährstoffen auszugleichen, wenn Sie aufgrund häufigen Erbrechens wenig Nahrung bei sich behalten. Manchmal werden Präparate, die ☞Eisen enthalten, bei Übelkeit allerdings schlecht vertragen.
Bleiben die Beschwerden anhaltend bestehen, können Sie evtl. bei einem Homöopathen Hilfe suchen. Wenn Sie sich jedoch öfter als 5-mal pro Tag übergeben müssen, kaum noch Nahrung und vor allem keine Flüssigkeit behalten, sollten Sie unbedingt Ihren Arzt aufsuchen. „Unstillbares Schwangerschaftserbrechen“ kann Mutter und Kind ernsthaft gefährden.

Was essen bei Heißhunger, Gelüsten und Abneigungen?

Vor allem vom 4. bis 7. Schwangerschaftsmonat treten häufig Anfälle von **Heißhunger** auf. Achten Sie in diesem Fall auf 5-6 Mahlzeiten pro Tag, die regelmäßig etwa in einem 3-Stunden-Rhythmus eingenommen werden.
Eine größere Sättigung erreichen Sie, wenn Sie Vollkornprodukte (Vollkornreis, Grünkern, Vollkornteigwaren) bevorzugen. Essen Sie

reichlich Obst und Gemüse und vergessen Sie nicht, ausreichend zu trinken.

Besteht der Heißhunger akut, versuchen Sie, nicht zu Süßigkeiten zu greifen. Wählen Sie lieber ein Vollkornbrot mit Honig oder Marmelade. Das liefert den rasch benötigten Zucker und gleichzeitig die langsamer verdaute Stärke, die gleichbleibend für Energie sorgt. Oder greifen Sie zu Obst und einem Käsebrot. Besteht sehr starker Heißhunger auf Schokolade, dann essen Sie doch lieber 2 Stückchen dunkler Schokolade mit einem Kakaoanteil von mind. 70 % oder trinken Sie eine Tasse Kakao.
Bestehen Gelüste auf Schokolade oder Obst, kann es sein, dass dies ein Zeichen für einen sinkenden Blutzuckerspiegel ist. Dann sollten Sie Ihren Gelüsten nur kontrolliert nachgeben. Essen Sie nicht mehr als eine Rippe Schokolade täglich, greifen Sie lieber zu Trockenfrüchten oder einem Vollkornbrot mit Honig und achten Sie auf regelmäßige Mahlzeiten mit viel gekochtem Getreide.

Manchmal wechseln in der Schwangerschaft die **Gelüste** auch einander ab. Essiggurkerln, Senf, eingelegte Zwiebel und Obst - etwa jede zweite Schwangere kennt den großen Appetit auf spezielle Lebensmittel. Dahinter stecken oft **hormonelle Veränderungen** in der Frühschwangerschaft. Sie beeinflussen Appetit- und Sättigungsreize. Gelüste nach sauren Früchten und Fruchtsäften haben auch den Nebeneffekt, dass diese die Aufnahme von ☞Eisen steigern.
Gehen Sie den Gelüsten gemäßigt nach, sofern Sie nicht zu extrem sind. Übermäßiger Genuss von eiweißreichen Lebensmitteln (Milchprodukten, Eiern, Fisch) ist zu vermeiden. Extreme Gelüste nach Sand, Schlamm, Kalk, Kohle oder Seife werden Pica-Krankheit genannt und sollten behandelt werden. Möglicherweise leidet Ihr Körper in diesem Fall unter einem Mineralstoffmangel. Sprechen Sie mit Ihrem Arzt.

Auch die massive **Ablehnung** einzelner Lebensmittel und Getränke kommt in der Schwangerschaft vor. Zwingen Sie sich nicht dazu, diese Lebensmittel zu essen bzw. diese Getränke zu trinken. Wird jedoch eine ganze Lebensmittelgruppe (z.B. tierische Produkte) abgelehnt, kann dies zu einer Unterversorgungen führen. Sprechen Sie in diesem Fall mit einer Ernährungswissenschafterin, einer Diaetologin oder Ihrem Arzt. Eventuell müssen zum Ausgleich andere Lebensmittel vermehrt gegessen oder ☞Multivitamin-Mineralstoffpräparate eingenommen werden.

Was essen bei Sodbrennen?

Im 3. Trimenon leiden viele Schwangere unter Sodbrennen, wobei der saure Magensaft in die empfindliche Speiseröhre zurückfließt. Saures Aufstoßen, Brennen und ein Druckgefühl hinter dem Brustbein sind typische Zeichen. Die hormonelle Umstellung vor der Geburt kann zu einer Lockerung des Muskels führen, der normalerweise einen Rückfluss des Speisebreis aus dem Magen in die Speiseröhre verhindert. Außerdem drückt das wachsende Baby mehr und mehr auf den Magen. Vor allem bei einer ☞Mehrlingsschwangerschaft kann dies der Fall sein.
Meist ist Sodbrennen harmlos und vergeht nach der Geburt wieder. Wenn es jedoch sehr häufig auftritt und z.B. Schmerzen beim Schlucken auftreten, sollten Sie Ihren Arzt aufsuchen. Der saure Magensaft kann nämlich eine Speiseröhrenentzündung hervorrufen.

Häufig helfen bereits ein paar Ernährungs- und Verhaltenstipps, um die Beschwerden zu mildern.

- Essen Sie sehr viele (6-8), aber kleine Mahlzeiten!
- Essen Sie langsam und kauen Sie gründlich!
- Verzichten Sie auf sehr fette Nahrungsmittel (Wurst, fetten Käse, Schokolade, Torten) - sie liegen länger im Magen!
- Dämpfen und grillen Sie, statt zu braten oder zu frittieren!
- Meiden Sie sehr saure Speisen (gesäuertes Gemüse, Sauerkraut, manchmal auch Sauerteigbrote und säuerliche Obstsorten)!
- Würzen Sie nicht übermäßig!
- Vermeiden Sie Getränke, die Sodbrennen fördern, wie Kaffee, Orangensaft, Grapefruitsaft und sauren Früchtetee!
- Gleiches gilt für alkoholische Getränke und Kakao!
- Verzichten sollten Sie auch auf kohlensäurehaltige Mineralwässer oder Limonaden, da die Kohlensäure zusätzlichen Druck im Magen auslöst!
- Auch eiskalte Getränke können Sodbrennen verstärken.
- Trinken Sie Leitungswasser oder stilles Mineralwasser bzw. verdünnten Apfelsaft!
- Eine Tasse Fencheltee nach dem Essen kann ebenfalls harmonisierend wirken.

- Manchmal hilft auch Pfefferminztee. Trinken Sie ihn schluckweise vor dem Aufstehen!
- Kalte Milch oder pflanzliche Lebensmittel wie Kartoffeln, Gemüse, Vollkornprodukte, Haferflocken und Nüsse neutralisieren die Magensäure und lindern bei Sodbrennen. Im Akutfall können Sie ein paar Mandeln oder Nüsse bzw. eine Scheibe Knäckebrot oder Zwieback ganz lange kauend essen.
- Erfahrungsgemäß helfen etwas mittelscharfer Senf und kleine Mengen der salzigen ☞Umeboschipflaume, die in Chinaläden erhältlich ist.
- Wenn Sie Sodbrennen haben, sollten Sie sich nach dem Essen nicht hinlegen, um den Rückfluss des Mageninhalts in die Speiseröhre zu vermeiden. Wollen Sie trotzdem einen Mittagsschlaf einlegen, dann ruhen Sie lieber mit erhöhtem Oberkörper. Essen Sie nicht direkt vor dem Schlafengehen. Lassen Sie 2-3 Stunden dazwischen verstreichen, damit es nicht zu Sodbrennen kommt. Legen Sie den Kopf leicht erhöht. Er sollte höher als der Magen liegen.
- Vermeiden Sie einengende Kleidung und Tätigkeiten, bei denen Sie sich bücken oder den Bauch sehr anspannen müssen.

Treten die Symptome immer dann auf, wenn Sie Eisen-Supplemente einnehmen, dann sollten Sie mit Ihrem Arzt sprechen.

Was essen bei Völlegefühl und Blähungen?

In der Schwangerschaft können Völlegefühl und Blähungen auftreten - vor allem gegen Ende der Schwangerschaft. Häufige kleine Mahlzeiten beugen Völlegefühl vor.
Blähungen treten besonders nach dem Genuss von Hülsenfrüchten, Kohlarten, Laucharten, z.B. Zwiebel, auf. Manchmal wird auch Paprika nicht vertragen. Frisches Brot und Gebäck kann ebenfalls ein Auslöser sein. Manche Personen reagieren auf Vollkornbrot mit Blähungen - vor allem abends. Auch kohlensäurereiche Mineralwässer und Limonaden sind manchmal die Ursache.

Im Akutfall helfen Kümmel- oder Fencheltee oder das Kauen von Kümmel bzw. Fenchelsamen. Sie lösen Krämpfe und helfen bei Blähungen. Sie können auch blähende Speisen (z.B. Krautsalat) vorbeugend mit Kümmel würzen.

Was essen bei Verstopfung und Hämorrhoiden?

Gegen Ende der Schwangerschaft kann es hormonell bedingt zu häufiger **Verstopfung** kommen. Das Hormon Progesteron entspannt die Muskulatur des Darmes und verringert so die Darmaktivität. Außerdem drückt das wachsende Kind auf die Außenwände des Darms und behindert so die Darmbewegung. Darüber hinaus können Eisensupplemente leicht stopfend wirken.
Hämorrhoiden, krampfaderähnliche Veränderungen am unteren Ende des Darmes, können als Folge der verstärkten Durchblutung während der Schwangerschaft und durch den Druck des harten Stuhls auftreten.

Wenn Sie unter Verstopfung bzw. Hämorrhoiden leiden, sollten Sie folgende Punkte berücksichtigen:

- Essen Sie ballaststoffreich. Ballaststoffe führen zu einem höheren Stuhlvolumen, somit kann der Stuhl besser im Darm transportiert werden. Wählen Sie möglichst Vollkornprodukte (gekochte Getreidebreie oder Müsliflocken zum Frühstück, Vollkornbeilagen zum Mittagessen, Vollkornbrot abends, viel frisches Obst und Gemüse). Lassen Sie Müsli immer ausreichend quellen bzw. kochen Sie die Flocken kurz auf, damit sie gut quellen können. Ein warmes Frühstück tut dem Magen gut und unterstützt laut chinesischer Ernährungslehre Ihre Lebensenergie.
- Ballaststoffreiche Ernährung braucht ausreichende Flüssigkeitszufuhr. Achten Sie darauf etwa 2 l pro Tag zu trinken. Vermeiden Sie jedoch Schwarztee, Kakao und vor allem Rotwein. Essen Sie vermehrt Suppen und Eintöpfe.
- Essen Sie eingeweichtes Dörrobst. Lassen Sie Dörrzwetschken, getrocknete Feigen und ungeschwefelte getrocknete Marillen 2-3 Stunden in Wasser quellen und essen Sie diese zum Frühstück. Oder knabbern Sie Dörrobst als Zwischenmahlzeit und trinken Sie ausreichend dazu.
- Verwenden Sie im Müsli ganzen oder geschroteten Leinsamen, den Sie mitquellen lassen oder mitkochen. Auch gequollene Weizenkleie regt die Verdauung an. Reicht das nicht, so fragen Sie doch in Ihrer Apotheke nach Flohsamen. Diese müssen aber ebenfalls mit reichlich Flüssigkeit eingenommen werden.
- Vermeiden Sie stopfende Lebensmittel wie Bananen, Schokolade oder weißen Reis und große Mengen Süßigkeiten. Greifen Sie beim

Obst stattdessen zu stuhlauflockernder Birne oder zu Apfelmus. Auch Lebensmittel, die Blähungen hervorrufen, verschlimmern die Situation (☞Kapitel „Was essen bei Völlegefühl und Blähungen").

- Bevorzugen Sie Lebensmittel mit Milchsäurebakterien (Joghurt, Kefir, Buttermilch, eingesäuerte Gemüse, Sauerkraut, Sauerkrautsaft), denn diese unterstützen die Verdauung.
- Hilfreich sind auch Kartoffeln und Milchprodukte, da sie viel Magnesium enthalten, welches den Stuhl weicher macht.
- Abführmittel sind in der Schwangerschaft nicht geeignet, weil dadurch Wehen ausgelöst werden können. Jedoch können bis zu 3 EL Milchzucker, der leicht abführend wirkt, in Joghurt, Müsli oder Kompott gegeben werden. Greifen Sie stattdessen evtl. vermehrt zu Molke und Molkegetränken, die natürlicherweise Milchzucker enthalten.
- Bewegung unterstützt die Darmtätigkeit. Beugen Sie den Oberkörper öfter mal seitlich oder machen Sie sanfte Rumpfdrehungen. Walken und Schwimmen sind bestens geeignet, die Darmtätigkeit anzuregen.

Was essen bei Wadenkrämpfen?

Achten Sie auf eine magnesiumreiche Ernährung, da eine Unterversorgung an diesem wichtigen Mineralstoff die Ursache für Krämpfe sein kann. Magnesiummangel kann auch vorzeitige Wehen auslösen.
Bananen, Kartoffeln, Milch und Milchprodukte sowie frische Kräuter enthalten viel Magnesium. Gegebenenfalls kann auch ein Magnesiumpräparat helfen. Sprechen Sie mit Ihrem Arzt.

Was tun bei Müdigkeit und Erschöpfung?

Ständige Müdigkeit kann die Folge einer Vitamin- und Mineralstoffunterversorgung sein. Achten Sie bei chronischer Müdigkeit auf ausreichend Obst und gekochtes Gemüse oder supplementieren Sie Vitamine. Einem Energiemangel, der mit Kältegefühl einhergeht, kann mit einer ☞Kraftsuppe und mit viel gekochtem Getreide, Obst und Gemüse entgegengewirkt werden. Essen Sie weniger Brot und mehr gekochte Beilagen bzw. Eintöpfe sowie Suppen - das gibt dem Magen die nötige Wärme. Trinken Sie weniger kalte Getränke, sondern mehr wärmenden Tee, der z.B. ☞Ingwer oder Zimt enthält.

Es kann jedoch auch sein, dass ein niedriger Blutdruck die Ursache ist. Trainieren Sie Ihren Kreislauf durch vorsichtig aufgebautes Training, z.B. durch Schwimmen, Spazierengehen oder Radfahren mind. 3-mal pro Woche für eine halbe Stunden. Oder machen Sie isometrische Übungen.
Vergessen Sie bei sportlicher Betätigung nicht, Ihren Durst zu stillen. Vollkornprodukte, Nüsse, pflanzliche Öle, Obst und Gemüse liefern die notwendigen Nährstoffe, um bei sportlicher Tätigkeit gut versorgt zu sein.

Was essen bei Haarausfall und Hautveränderungen?

Haarausfall und Hautprobleme werden gelindert, wenn Sie vermehrt **Hirse** in Ihre Ernährung einbauen. Hirse enthält viel Silizium, das Haut und Haare stärkt. Sie können stattdessen auch Kieselsäure als Nährstoffergänzung einnehmen. Das beugt auch Schwangerschaftsstreifen vor.
Weiters wird für den Stoffwechsel der Haut ☞**Zink** gebraucht. Ein Zinkmangel erhöht das Auftreten von Schwangerschaftsstreifen. Zinkreiche Lebensmittel sind Lamm-, Rind- und Putenfleisch, Sardinen, Hartkäse, Vollkornprodukte und Weizenkeime, alle Hülsenfrüchte, Miso, ☞Mohn und Nüsse sowie Trockenfrüchte.
Außerdem kann hinter Haarausfall und trockener Haut auch ein Mangel an ☞Eisen stecken.

ℹ In der Apotheke erhalten Sie spezielle Cremen, die Sie zur Vorbeugung von Schwangerschaftsstreifen kreisförmig an den entsprechenden Zonen (Bauch, Brust ohne Brustwarze, Oberschenkel) einmassieren können. Es gibt auch homöopathische Mittel zur Vorbeugung von Schwangerschaftsstreifen.

Was essen bei Venenbeschwerden?

Eine Schwangerschaft erhöht meist auch das Risiko, Krampfadern oder Besenreißer zu entwickeln. Hier ein paar Tipps, was Sie vorbeugend bzw. beim Auftreten solcher Gefäßveränderungen tun können: Verwenden Sie beim Kochen weder Schmalz noch Butter, sondern nur hochwertige Pflanzenöle (Rapsöl, Olivenöl, Weizenkeimöl). Diese schützen vor Ablagerungen in den Gefäßwänden und beugen Venenentzündungen vor.

Zur Stärkung der Zellwände sollten Sie ausreichend Vitamin-C-reiches Frischobst (z.B. Orangen, Kiwis) und Gemüse (z.B. Paprika) essen. Auch Erdäpfel enthalten viel Vitamin C. Achten Sie auf regelmäßige Bewegung und nehmen Sie nicht zu viel an Gewicht zu, das würde die Venen zusätzlich belasten.

Was essen bei Ödemen?

Ab der Mitte der Schwangerschaft kann es zu Ödemen (Wasseransammlungen im Gewebe) und in der Folge evtl. zur Schwangerschaftskomplikation Präeklampsie (☞EPH-Gestose) kommen. In der Schwangerschaft vermehrt und verdünnt sich das Blut. Dadurch erhöht sich die Fließgeschwindigkeit, und die Nährstoff- und Sauerstoffversorgung von Mutter und Kind verbessern sich. Mit der erhöhten Menge steigt der Bedarf an gelösten Salzen im Blut. Auch Eiweiß spielt eine große Rolle. Denn gemeinsam mit den Salzen verhindert das körpereigene Eiweiß Albumin, das aus dem Nahrungseiweiß gebildet wird, dass zu viel Flüssigkeit aus dem Blut in den Zwischenzellraum entweicht und dort zur Wasseransammlung führt.

Größere Mengen ☞Lakritze führen vermehrt zur Ödembildung und zu erhöhtem Blutdruck.

Im Akutfall kann es bei Wasser in den Beinen hilfreich sein, ein Fußbad mit Salz zu nehmen und die Beine hoch zu lagern. Hinsichtlich der Ernährung sind die Empfehlungen gerade in einem Wandel begriffen. Früher hat man bei Ödemen salzarme Kost empfohlen. Obst-Reis-Tage, entwässerndes Gemüse (Kartoffel, Topinambur, Sellerie, Kürbis) und entwässernde Tees (Brennnessel) werden zum Teil auch heute noch verordnet. Diese sind jedoch nur kurzfristig wirksam.

Heutzutage mehren sich die Zeichen, dass ein gegenteiliges Vorgehen sinnvoll sein könnte. Bei Ödemen soll vermehrt eiweißreich (Fleisch, Fisch, Eier, Milchprodukte, Hülsenfrüchte) gegessen werden. Fisch scheint aufgrund der ☞Omega-3-Fettsäuren zusätzlich vorbeugend zu wirken. Generell gilt es, viel zu trinken und würzig zu salzen.

Salzeinschränkung ist überholt, vermehrte Salzzufuhr aber zur Zeit umstritten. Möglicherweise ist sie für bestimmte Frauen sinnvoll und

notwendig. Laut „ARGE Gestose-Frauen e.V.", einer Selbsthilfegruppe (☞Adressverzeichnis), wird bei Ödemen - meist individuell angepasst - mehr Salz benötigt: Bei Gewichtszunahme bis zu 75 kg soll der normale Bedarf an Salz 1,5 TL pro Tag (7,5 g) betragen und mit steigendem Gewicht je 10 kg um 1 TL zunehmen. Es ist fraglich, inwieweit das Körpergewicht vor der Schwangerschaft dabei zu berücksichtigen ist.
Mit der Nahrung eines Erwachsenen wird durchschnittlich gut 1 TL Salz pro Tag aufgenommen. Da die wasserspeichernde Wirkung nur ca. 4 Stunden anhält, wird geraten, die Menge an Salz außerdem auf Frühstück, Mittag-, Abendessen, Zwischenmahlzeiten und evtl. auf eine Spätmahlzeit zu verteilen.
Laut der Selbsthilfegruppe und vereinzelten Untersuchungen lassen Wasseransammlungen in Beinen und Armen innerhalb weniger Stunden nach, wenn genügend Salz, Flüssigkeit und Eiweiß aufgenommen werden. Innerhalb weniger Tage mit genügender Salzaufnahme sollen die Schwangerschaftsödeme ganz verschwunden sein. Bislang gibt es keine wissenschaftlich haltbaren, groß angelegten Untersuchungen zu diesen höheren Salzmengen. Ärzte warnen nach momentanem Kenntnisstand davor, exzessiv zu salzen. Sprechen Sie mit Ihrem Arzt darüber, ob bereits neuere wissenschaftliche Erkenntnisse existieren.

Was essen bei Gestose?

Unter EPH-Gestose bzw. Präeklampsie versteht man eine Schwangerschaftserkrankung, die mit 3 Symptomen einhergeht. E steht für das englische Wort für Ödeme, P für Proteinuria, was vermehrte Eiweißausscheidung im Urin bedeutet, und H für Hypertension - also Bluthochdruck.
Eine EPH-Gestose kann etwa ab der 20. Schwangerschaftswoche auftreten und die Vorstufe für schwerwiegende Komplikationen (Eklampsie, Hellp-Syndrom) sein, wobei es zu Krampfanfällen bzw. Leberstörungen mit Schmerzen im Oberbauch kommt. Da diese Komplikationen für das Kind tödlich enden können und auch für die Mutter bedrohlich sind, wird bei ausgeprägten EPH-Symptomen nach Möglichkeit die Geburt eingeleitet.

Ein Problem bei Gestose ist, dass viele Frauen kaum Beschwerden haben. Manchmal sind sogar überhaupt keine Ödeme vorhanden. Warnzeichen sind neben evtl. auftretenden Ödemen in Gesicht bzw. Gliedmaßen immer eine sprunghafte Gewichtszunahme über 2 kg pro Woche bzw. eine verminderte Urinausscheidung. Auch Kopfschmerzen, Seh- oder Hörstörungen sind ernstzunehmende Zeichen.

Eiweißausscheidung im Urin kann mehrere Ursachen haben. In der Schwangerschaft ist sie zum Teil hormonell bedingt, da die Nierengefäße durchlässiger werden und so kleinere Eiweiße entweichen können. Diese Mengen sind kein Grund zur Sorge. Auch bei Harnwegsinfekten oder Grippe kann es vermehrt zu Eiweiß im Urin kommen. Der Körper versucht, die Krankheitserreger mithilfe von weißen Blutkörperchen zu bekämpfen und scheidet diese über die Niere aus.

Eine weitere Ursache für Eiweißausscheidung im Urin und den Bluthochdruck in der Schwangerschaft soll laut ARGE Gestose-Frauen (☞Adressverzeichnis) Salzmangel sein. Die ARGE Gestose-Frauen empfiehlt, bei Gestose exzessiv zu salzen, um die Symptome in den Griff zu bekommen, und den hohen Salzkonsum bis zum Ende der Schwangerschaft fortzusetzen, auch wenn die Symptome abgeklungen sind. Vereinzelte Erfahrungswerte sind vorhanden, allerdings fehlen ausreichende wissenschaftliche Untersuchungen, sodass es keine diesbezüglichen Empfehlungen von Institutionen gibt. Ärzte warnen nach derzeitigem Wissensstand vor einer exzessiven Salzzufuhr.

Wissenschaftliche Untersuchungen konnten bislang zeigen, dass Gestose familiär gehäuft auftritt und daher die Veranlagung vererbbar sein dürfte. Veränderungen des Immunsystems könnten ebenfalls eine Rolle spielen. Manches spricht dafür, dass es sich um eine Erkrankung der ☞Placenta handeln könnte.
Fest steht, dass **Salz keinesfalls eingeschränkt** und unbedingt vermehrt **Flüssigkeit** aufgenommen werden soll (2-3 l pro Tag). Untersuchungen sprechen auch für eine **Vitamin-C**- und **Vitamin-E-reiche Kost** (Obst, Gemüse, Nüsse, Öle). Eventuell kann auch Unterversorgungen mit ☞**Omega-3-Fettsäuren**, ☞**Selen**, ☞**Zink**, ☞**Calcium** oder ☞**Magnesium** zugrunde liegen. Wissenschaft ist im Fluss und bringt immer wieder Neues ans Tageslicht. Erkundigen Sie sich bei Ihrem Arzt, ob es neue Erkenntnisse gibt.

Was essen bei Schwangerschaftsdiabetes?

Wurden bei Ihnen anlässlich einer Vorsorgeuntersuchung zu hohe Blutzuckerwerte festgestellt und Schwangerschaftsdiabetes dia gnostiziert? Diese - auch Gestationsdiabetes genannte - Schwangerschaftskomplikation verschwindet meist nach der Geburt von selbst. Es besteht jedoch ein erhöhtes Risiko, dass Schwangerschaftsdiabetes bei einer weiteren Schwangerschaft wieder auftritt bzw. sich in der Folge Diabetes bei der Mutter entwickeln kann. Außerdem kann es bei Schwangerschaftsdiabetes häufiger zu EPH-Gestose und anderen Komplikationen kommen.
Wie kommt es zu Diabetes? Um Zucker aus dem Blut in die Zellen zu transportieren, wird das Hormon Insulin benötigt. In der Schwangerschaft steigt durch den erhöhten Stoffwechsel der Bedarf an Insulin. **Übergewicht, Bewegungsmangel und eine zuckerreiche Ernährung** erhöhen den Bedarf an Insulin zusätzlich. Kann die Bauchspeicheldrüse nicht ausreichend Insulin produzieren, dann kommt es zu einem Blutzuckeranstieg und infolge davon zu Zuckerausscheidung im Urin sowie zu vermehrtem Durst.

Ab der 24. Schwangerschaftswoche steigt der Insulinbedarf stetig an. Daher tritt Schwangerschaftsdiabetes meist in der 24. bis 28. Schwangerschaftswoche auf. In dieser Zeit sollte ein Belastungstest mit Zuckerlösung durchgeführt werden. Meist wird jedoch nur dann ein Test gemacht, wenn bereits ein Verdacht besteht, weil beispielsweise vermehrt Fruchtwasser gebildet wird oder das Kind zu groß für die Schwangerschaftswoche ist. Den Test führt Ihr Hausarzt (oder Ihr Labor) mit einer Zuckerlösung aus Traubenzucker durch. Eine Stunde nach dem Trinken sollte der Blutzuckerwert wieder im Normbereich liegen, sonst besteht der Verdacht auf Gestationsdiabetes.

Ein erhöhter Blutzucker der Mutter führt auch beim Kind zu einem Blutzuckeranstieg, den es durch vermehrte Insulinproduktion abzufangen versucht. Die stärkere Insulinproduktion kurbelt häufig das **Wachstum des Kindes** an und das Baby wird evtl. sehr groß und schwer. Das kann bei der Geburt zu Komplikationen führen und oftmals ist ein Kaiserschnitt unerlässlich. Außerdem produziert das Kind selbst auch nach der Geburt weiterhin viel Insulin, obwohl nun weniger Zucker vorhanden ist, sodass die Gefahr einer Unterzuckerung besteht.

In 85 % der Fälle reicht eine Ernährungsanpassung aus, um den Blutzuckerspiegel in der Schwangerschaft im Normalbereich zu halten. Nur etwa 15 % der Frauen müssen nach Anweisung ihres Arztes oder einer Diaetologin Insulin spritzen. Der Blutzuckerwert soll regelmäßig kontrolliert und der Gewichtsverlauf eingehalten werden.
Die grundsätzlichen Empfehlungen bei den ☞Lebensmittelgruppen gelten auch bei Schwangerschaftsdiabetes. Essen Sie **reichlich Gemüse**, aber bleiben Sie beim Obst bei den vorgegebenen Mengen. Seien Sie **sparsam mit der Fettaufnahme** und dämpfen, grillen oder kochen Sie, statt zu braten und zu frittieren.

Bevorzugen Sie **Vollkornprodukte** und Vollkornbrot. Die darin enthaltene Stärke wird langsamer abgebaut und zu Zucker zerlegt als die aus Weißmehlprodukten und aus weißem Reis. Der Zucker gelangt dadurch langsamer ins Blut und führt zu geringeren Spitzenwerten nach der Mahlzeit.
Essen Sie nicht mehr Beilagen und Brot als empfohlen. Es kann sein, dass Ihr Arzt eine Einschränkung auf eine gewisse Menge Broteinheiten empfiehlt (1 Broteinheit entspricht 12 g Kohlenhydraten bzw. einer dünnen Scheibe Brot). Vermeiden Sie süße Getränke (Limonaden, Obstsaft, Eistee, stark gesüßten Tee oder Kaffee), da diese den Blutzuckerspiegel rasch in die Höhe treiben.
Verteilen Sie die Nahrung - vor allem die stärke- und zuckerhaltigen Speisen (Beilagen, Obst) - auf **6 Mahlzeiten**, die dementsprechend kleiner ausfallen sollen. Dadurch steigt der Zuckerspiegel pro Mahlzeit nicht so hoch an. Wichtig ist die Spätmahlzeit abends, damit der Blutzuckerspiegel nachts nicht zu sehr abfällt.
Zucker und Süßes sollten Sie möglichst vermeiden bzw. stark reduzieren, da sie den Blutzuckerspiegel in die Höhe schnellen lassen. Ein kleines Stück Kuchen ab und zu kann in einer Diabetesdiät einplant werden - durch den enthalten Fettgehalt steigt der Blutzuckerspiegel nicht allzu schnell an. Verzichten Sie jedoch auf Zuckerln, Gummibärchen und Torten. Greifen Sie stattdessen zu Apfelstrudel oder Topfenstrudel, der mit Süßstoff gesüßt werden kann.
In üblichen Mengen schaden **Süßstoffe** wie Saccharin, Acesulfam, Cyclamat, Aspartam, Thaumatin oder Neohesperidin in der Schwangerschaft nach bisherigem Erkenntnisstand nicht. Jüngste Studien an Ratten haben Aspartam jedoch im Verdacht in größeren Mengen krebsauslösend zu sein.

Anders verhält es sich mit den so genannten **Zuckeraustauschstoffen** Sorbit, Mannit, Xylit, Maltit, Laktit oder Isomalt. Da sie vom Dünndarm nicht vollständig aufgenommen werden, gelangen sie größtenteils unverändert in tiefere Darmabschnitte. Dort können sie nicht nur Wasser binden, sondern führen bei einer erhöhten Aufnahme zu Blähungen, Durchfall oder Bauchkrämpfen. Vereinzelt können sie sogar Wehen auslösen. Wenn Sie zu vorzeitiger Wehentätigkeit neigen, sollten Sie besser ganz auf Zuckeraustauschstoffe verzichten und lieber Süßstoffe verwenden.

Im Handel finden Sie spezielle Diabetikerprodukte, die Süßstoffe beinhalten und in angemessenen Mengen gegessen werden dürfen. Nicht empfohlen werden bei Gestationsdiabetes Diabetiker-Lebensmittel wie Schokolade, Gebäck, Eis und Kuchen, die als Süßungsmittel oftmals Fruchtzucker oder Zuckeraustauschstoffe enthalten. Wählen Sie stattdessen in Maßen (!) herkömmliche Produkte.

Wenn Sie Schwierigkeiten haben, den Blutzuckerspiegel im Normalbereich zu halten, kontaktieren Sie bitte Ihren Arzt oder eine Diaetologin. Nehmen Sie gegebenenfalls an einer Diabetikerschulung teil, wie sie in Krankenhäusern etc. angeboten wird. Nähere Infos (auch zur Ernährung schwangerer Diabetikerinnen) finden Sie unter www.diabetes.uni-duesseldorf.de.

Ernährung vor, während und nach der Geburt

Wenn Sie sich auf die Geburt vorbereiten, sollten Sie auch daran denken, dass nach der Geburt vieles komplizierter zu organisieren ist. Sie brauchen fast die gesamte Zeit für das Kind und werden kaum welche zum Lesen finden.
Idealerweise lesen Sie daher schon in den letzten Monaten vor der Geburt dieses Buch zu Ende und zusätzlich ein gutes Stillbuch. Es empfiehlt sich auch das Stillkapitel und evtl. das Kapitel über Flaschenkost aus dem Buch „Essen und Trinken im Säuglingsalter" (☞Weiterführende Literatur) zu lesen. Wenn das Baby dann da ist, wissen Sie so schon alles Wesentliche über das Stillen.

Tipp: Suchen Sie sich bereits vor der Geburt eine Stillgruppe in Ihrer Nähe und gehen Sie zumindest einmal zu einem Treffen. Lassen Sie sich verschiedene Stillpositionen (Wiegehaltung, Rückengriff) zeigen und informieren Sie sich über ☞Hungerzeichen des Kindes. Vorbereitungen der Brust auf das Stillen sind in der Regel keine notwendig. Nähere Informationen geben Ihnen gerne Mütter- und Väterberaterinnen, Stillberaterinnen und Hebammen (☞Adressverzeichnis).

Noch ein Tipp: Sorgen Sie rechtzeitig für Küchenvorräte und einen gefüllten Gefrierschrank. Sie werden nach der Geburt, wenn Sie müde sind, dankbar sein, vorgesorgt zu haben. Hier einige Anregungen:

- Kaufen Sie verschiedene Trockenvorräte wie Nudeln, Reis, Couscous, Bulgur, Polenta, Hirse, Grünkern, rote Linsen und andere Beilagen. Lagern Sie Bohnen, Linsen, Fisch und Früchte in Dosen ein und legen Sie eine kleine Reserve an H-Milch an.
- Kochen Sie größere Mengen Ihrer Lieblingsspeisen und frieren Sie sie portionsweise ein. Gut eignen sich dazu (reichhaltige) Suppen, Eintöpfe, Gemüseragout (gut zu Reis oder Couscous), diverse Pastasaucen und Obstmus. Auch Pizzastücke, fertige Tartestücke oder Tarteteig (Rezept dazu in unserem Buch ☞„Coole Rezepte für Jausen, Pausen und Feste") können tiefgefroren werden. Sugo oder Essiggemüse können Sie auch kochend heiß in Schraubdeckelgläser füllen - haltbar ca. 3 Monate.
- Legen Sie sich einen Vorrat an Tiefkühlgemüse (z.B. Erbsen, Mais,

Fisolen, Gemüsemischungen), Tiefkühlfisch (z.B. Kabeljau, Dorsch, Seelachs) und Tiefkühlfrüchten (z.B. Marillen, Zwetschken, Beeren) an. Frieren Sie Brot in Scheiben, verschiedene (Vollkorn)weckerln und Butter ein.

Ernährungsmaßnahmen vor der Geburt

Vor allem im letzten Monat der Schwangerschaft sind ☞**Omega-3-Fettsäuren** von großer Bedeutung. Sie spielen bei der Reifung der Augen und des Gehirns eine wichtige Rolle. Gerade in der Zeit vor der Geburt werden viele Nervenverbindungen gebildet. Spätestens dann ist es sinnvoll, 2 Portionen Fisch pro Woche zu essen und hochwertige Öle (z.B. Rapsöl, Olivenöl) für die Zubereitung von Speisen zu verwenden. Außerdem helfen Omega-3-Fettsäuren gegen depressive Stimmung vor der Geburt.

Zur Vorbereitung auf die Geburt können Sie eine Woche vor dem errechneten Geburtstermin auch täglich 1 TL geschroteten Leinsamen ins Müsli geben. Außerdem sollten Sie in der Woche vor dem Geburtstermin darauf achten, dass Sie ausreichend Vollkornprodukte und Fleisch zu sich nehmen. Essen Sie täglich 1 EL voll Nüsse. Diese Lebensmittel enthalten viel ☞**Zink**. Ein Zinkmangel verlängert die Geburtsphase und kann zu Überschreitung des Geburtstermins führen. Achten Sie also darauf, dass Sie ausreichend davon aufnehmen.
In der Zeit vor der Geburt kann es zu ☞Ödemen kommen. Würzen Sie schmackhaft mit ausreichend Salz. Verwenden Sie frische Kräuter und **vermeiden Sie Chili, Pfefferoni und Paprika**, da ein Inhaltsstoff im Verdacht steht, die schmerzlindernde Wirkung der Hormone, die vor der Geburt ausgeschüttet werden, herabzusetzen.
Wenn der Geburtstermin überschritten wird, können Sie folgende Ernährungsmaßnahmen ergreifen: Setzen Sie ein evtl. verordnetes Magnesiumpräparat ab, das wehenhemmend wirkt, und würzen Sie kräftig mit Ingwer, Zimt und Koriander.

Stärkung während der Geburt

Ab dem Einsetzen der Wehen galt bis vor einigen Jahren Nahrungskarenz. Durch das Fasten erhoffte man sich eine Magenleerung, damit im Notfall, z.B. wenn bei einem Kaiserschnitt eine Vollnarkose notwendig wird, keinerlei Komplikationen auftreten. Doch in der Praxis ist es illusorisch, auf einen leeren Magen zu hoffen. Der Zeitpunkt des

Einsetzens der Wehen ist meist nicht vorherbestimmbar, daher kann es sein, dass die letzte Mahlzeit noch nicht lange zurückliegt.
Während der Wehen haben Gebärende in der Regel kein Bedürfnis zu essen, sondern nur zu trinken, denn die intensive Muskelarbeit und der Ausstoß schmerzlindernder Hormone verhindern das Hungergefühl. **Flüssigkeit** hingegen muss auch dann zur Verfügung gestellt werden - notfalls mittels Infusion - wenn kein Durstgefühl aufkommt. Wird ausreichend getrunken, verkürzt sich auch die Geburtsdauer.

Wenn Sie jedoch Hunger haben, die Geburt sich lange hinzieht und noch nicht weit fortgeschritten ist (Wehenabstand noch keine 10 Minuten), ist es sinnvoller, etwas zu essen statt Zuckerlösungen intravenös zu bekommen. Sowohl der Hungerzustand (z.B. bei langen Geburten) als auch der rasche Blutzuckeranstieg bei einer Infusion beeinflussen das Kind negativ. Auch Traubenzuckerstücke sind aufgrund der dadurch ausgelösten Blutzuckerschwankung nicht ideal.
Daher raten viele Ärzte und Hebammen, **einfache, leicht verdauliche Speisen** und Getränke zu sich zu nehmen. Dazu zählen Suppen - vor allem kräftige Rindssuppe oder ☞Kraftsuppe, isotonische Sportlergetränke, Molkedrinks, stilles Mineralwasser, Fruchtsaft, Kompott, Banane, Avocado, Toastbrot mit Butter und evtl. Biskotten. Keinesfalls geeignet sind sehr fette, deftige Speisen. Meiden Sie außerdem kohlensäurereiche Getränke und Kaffee, da sie während der Wehentätigkeit Erbrechen auslösen können.

Tipp: Geben Sie Biskotten, Kekse oder Müsliriegel in eine evtl. vorbereitete Geburtstasche und denken Sie auch an die Verpflegung des werdenden Vaters, wenn er bei der Geburt dabei ist. Hinter Ungeduld und Frust der Väter, wenn die Wehen lange andauern, steckt oftmals Erschöpfung - sie haben Hunger und Durst. Schnelle Snacks und warme Getränke in einer Thermoskanne sind sehr gut geeignet. Nehmen Sie auch evtl. benötigtes Besteck mit - es ist im Geburtszimmer in der Regel nicht vorhanden.
Vor einer Hausgeburt bzw. ambulanten Geburt können Sie vorsorgend Rindssuppe oder ☞Kraftsuppe kochen. Legen Sie Vollkorntoast und Getränke auf Lager.

Kraftsuppe nach der Geburt

Sie haben es geschafft, das Baby ist da! Groß ist die Freude und Erleichterung, wenn alles gut geklappt hat. Groß ist aber auch die

Erschöpfung nach der kräfteraubenden Geburt. Direkt nach der Geburt haben viele Frauen noch keinen Appetit. Feiern Sie die Geburt mit einem Freudenmahl, wenn der Appetit und der große Hunger kommen. Lassen Sie sich dabei vom Partner oder von Freundinnen verwöhnen, wenn Sie zu Hause geboren haben.
Essen Sie Speisen, die Ihnen helfen, wieder zu Kräften zu kommen (z.B. Bulgur mit Gemüse und Huhn, Pilzrisotto, Tunfischnudeln). In der chinesischen Ernährungslehre werden dabei vor allem für die ersten Tage und bis zu 3 Monate nach der Geburt täglich 2-3 Tassen einer kräftigen Hühnersuppe empfohlen. Diese steht auch im Ruf, den ☞Baby-Blues zu verhindern. Hier ein Rezept:

Stärkende Hühnersuppe (Kraftsuppe)

1 Suppenhuhn

3-5 l Wasser

1 Bund Liebstöckl

3 Lorbeerblätter

6 Wacholderbeeren

etwas Salz

2-3 Karotten

1/4 Sellerie

1/2 Zwiebel

evtl. Ingwer

evtl. Bocksdornfrüchte*

evtl. Datteln, rot*

Schraubverschlussgläser

* erhältlich in Chinaläden oder in Apotheken, die chinesische Kräuter verkaufen

Schneiden Sie vom Huhn Brust und Keulen ab, die Sie anderweitig verwenden oder als Vorrat tieffrieren können. Geben Sie das Huhn in einen hohen Topf, bedecken Sie es mit Wasser und lassen Sie es einmal aufkochen. Gießen Sie das Kochwasser weg und spülen Sie das Huhn ab. Fügen Sie jetzt 3-5 l Wasser und den geschnittenen Liebstöckl, die Lorbeerblätter, Wacholderbeeren und Salz zu und lassen Sie alles aufkochen. Geben Sie das geputzte Wurzelgemüse (Karotten, Sellerie) und den grob geschnittenen Zwiebel dazu. Wer will, kann etwas Ingwer, Bocksdornfrüchte und rote Datteln zur „Blutstärkung" dazugeben.

Wichtig: Lassen Sie die Suppe mind. 3 Stunden köcheln! Seihen Sie diese dann ab und füllen Sie den Sud noch heiß in Halblitergläser mit Schraubverschluss. Bewahren Sie die Suppe nach dem Abkühlen im Kühlschrank (bis zu 10 Tage) auf und verwenden Sie täglich 1/2 Liter auf 2- bis 3-mal verteilt.

Servieren Sie die Suppe mit frischen Kräutern bestreut in einem Teller oder trinken Sie sie aus einem Becher.

Sie können aus dieser Grundsuppe Variationen machen, indem Sie beim Erwärmen weitere Zutaten dazugeben. Wählen Sie einmal eine chlorophyllhaltige, grüne Suppe mit Spinat und frischen Kräutern. Achtung: Verwenden Sie Petersilie oder Petersilienwurzeln in größeren Mengen nur, wenn der Milchfluss bereits gut in Gang gekommen ist, denn Petersilie verringert die Milchbildung!
Für eine chinesische Variante verwenden Sie etwas Miso, Sojasprossen, frisches Zwiebelgrün, evtl. Algen und Karotten.
Oder genießen Sie die Suppe auf „Altwiener Weise" und schneiden Sie Erdäpfel sowie etwas Speck hinein. Würzen Sie mit verdauungsförderndem Kümmel und schmecken Sie mit 1 TL Creme fraiche ab. Ein Rezept dazu finden Sie in unserem Buch „Pfiffige Rezepte für kleine und große Leute" (☞Weiterführende Literatur).

Achten Sie bei der Zubereitung auf ☞Hygiene und waschen Sie sich nach dem Kontakt mit rohem Geflügel unbedingt gut mit Seife die Hände!

Es gibt keinen gleichwertigen, vegetarischen Ersatz für die Hühnersuppe. Sie können stattdessen evtl. auf gleiche Weise eine Fischsuppe kochen oder das Huhn durch mehr Gemüse (z.B. Spargel und Lauch) ersetzen.

Ernährung im Wochenbett

Ernähren Sie sich im Wochenbett ausgewogen nach den ☞Lebensmittelgruppen. Um Blutverluste auszugleichen spielt vor allem Fleisch als Lieferant für ☞**Eisen** jetzt eine wichtige Rolle. Wählen Sie außerdem eisenreiche Getreidebeilagen (z.B. Hirse, Hafer, Quinoa). Evtl. rät Ihnen Ihr Arzt zusätzlich Eisensupplemente zu nehmen.
Essentielle Fettsäuren aus pflanzlichen Ölen, Nüssen und Fisch helfen mit, das Gewebe zu regenerieren. Achten Sie darauf, 1 EL Öl oder Nüsse täglich zu sich zu nehmen.

❗ Vermeiden Sie allzu große Mengen an Käse oder Milch in den ersten Stilltagen. Aus Erfahrung wissen Stillberaterinnen, dass es dadurch beim gestillten Kind zu Blähungen kommen kann.

Das Stillen ist neu und ungewohnt - es kann sehr anstrengend sein und es können dabei Probleme auftreten. Kontaktieren Sie auf jeden Fall Ihre Hebamme, eine Stillberaterin IBCLC oder LLL (☞Adressverzeichnis), eine Mütter- und Väterberaterin oder nutzen Sie als Mitglied des „Informationskreises Kind und Ernährung" die Eltern-Hotline des Vereines. Es gibt für (fast) alle Probleme eine Lösung.

Von Baby-Blues bis Depression

Nach der Geburt erfolgen sehr große Hormonumstellungen. Glückshormone und Hormone, die Stimmungen ausgleichen, sinken nach kurzer Zeit rapide ab. Dazu kommen die Umstellung auf die neue Situation und die anstrengenden Nächte mit wenig Schlaf.
Oftmals fühlen sich Mütter durch all die neuen Gegebenheiten überfordert und manche geraten vorübergehend für 3-5 Tage in eine depressive Stimmung oder gar, wenn dies länger als 2 Wochen anhält, in eine klinische Depression. Diese soll sowohl medikamentös als auch durch Psychotherapie behandelt werden.
Auch als Nebenwirkung von Abstillmedikamenten, wenn die Mutter sich gegen das Stillen entschieden hat, können Depressionen auftreten.

Von der Ernährungsseite her spielen folgende Faktoren eine Rolle:
Oftmals ernähren sich frischgebackene Mütter nicht abwechslungs-

reich, weil wenig Zeit zur Zubereitung von Mahlzeiten vorhanden ist. Eine Unterversorgung an einzelnen Nährstoffen kann auftreten. So kann ein Mangel an ☞**Magnesium** Depressionen begünstigen. Manche Forscher gehen auch davon aus, dass ein Mangel an ☞**Zink** eine Ursache sein kann.
Nach der Geburt sinkt außerdem der Spiegel an ☞**Omega-3-Fettsäuren** stark ab. Da Frauen in Ländern, wo viel Fisch und somit viel Omega-3-Fettsäuren aufgenommen werden, seltener an Wochenbettdepressionen leiden und Depressionen bei ausreichendem Fischkonsum seltener auftreten, vermutet man einen Zusammenhang. Um depressive Stimmungen zu vermeiden, sollten Sie mind. 2-mal pro Woche Fisch essen. Verwenden Sie Rapsöl oder Walnussöl als Speiseöl.

Achten Sie auf genügend **kohlenhydratreiche Lebensmittel** wie Beilagen und Obst, da diese zu erhöhten Serotoninwerten im Gehirn führen. Gleiches gilt für ☞Schokolade. Wählen Sie daher Ihre maximale tägliche Süßigkeitsmenge lieber aus schokoladereichen Leckereien (☞Kapitel „Luxuskalorien - süß oder fett“) als aus zuckerreichen Süßigkeiten (Fruchtgummi etc.). Eventuell helfen auch gekochte **Yams-Wurzeln** als Beilage, die allerdings nur in gut sortierten Märkten erhältlich sind. Sie haben einen hormonähnlichen Inhaltsstoff, der die starke Progesteronschwankung abfedern kann.

Nehmen Sie erneut oder weiterhin für ca. 1 Monat **Folsäure** als Präparat ein. Bei depressiven Erkrankungen mangelt es häufig an diesem wasserlöslichen Vitamin der B-Gruppe. Außerdem erhöht Folsäure die Wirksamkeit von Antidepressiva, sollten Sie an einer Depression erkrankt sein und Medikamente benötigen.
Evtl. kann ein Mangel an ☞**Vitamin B_6** oder **Vitamin B_1** Depressionen verursachen. Essen Sie daher vorwiegend Vollkornprodukte, Grüngemüse und 2-3 Eier pro Woche und verwenden Sie Hefeaufstriche als Brotbelag.

Stillen - (fast) immer das Beste für Mutter und Kind

Das Baby erhält durch Muttermilch alles, was es in den ersten **6 Monaten** zum Leben braucht. Anschließend kann Muttermilch durch Beikost ergänzt werden. Industriell gefertigte Nahrung kann nur ein Ersatz sein, der nicht an die wundervolle Zusammensetzung der Muttermilch heranreicht, aber gute Dienste leistet, wenn nicht gestillt werden kann.

- Nährstoffe sind in der Muttermilch **optimal** aufeinander abgestimmt und gut verfügbar. Sie sind dem Bedarf des Kindes angepasst.
- Muttermilch enthält viele **Abwehrstoffe**, die das Kind vor Erkrankungen (z.B. Mittelohrentzündung, Durchfallserkrankungen) schützen können.
- Gestillte Kinder entwickeln **seltener Allergien**.
- Der **Hautkontakt** beim Stillen verbessert die Mutter-Kind-Bindung und das seelische Wohlbefinden des Kindes.
- Auch für die Mutter gibt es Pluspunkte durch das Stillen. Bei der **Rückbildung der Gebärmutter** kommt dem Stillen eine wesentliche Rolle zu. Nachweislich regeneriert das Gewebe der Mutter rascher, wenn gestillt wird.
- Das Risiko für Brustkrebs, Osteoporose und Rheuma wird durch Stillen gesenkt.

Dies sind nur einige der Vorteile, die Stillen für das Kind und die Mutter bietet. Weitere finden Sie im Kapitel „Stillen" im Buch „Essen und Trinken im Säuglingsalter"(☞Weiterführende Literatur). Nahezu alle Frauen können (mit Unterstützung) stillen, wenn sie es wollen. Nur in seltenen Fällen ist Stillen (vorübergehend) nicht möglich.

Es gibt **Erkrankungen der Mutter**, bei denen sie nicht stillen darf. Dazu zählen HIV-Infektion, Hyperlipoproteinämie Typ I und HTLV-1. Auch bei Chemotherapie und immunsuppressiver Therapie darf nicht gestillt werden.
In anderen Krankheitsfällen (bei Diphterie, Listeriose, Hepatitis C, Zytomegalie, Herpes-simplex-Infektion, Windpocken, doppelseitige Streptokokkenmastitis oder sehr schwächenden Erkrankungen bzw. Untersuchungen mit Isotopen) ist Stillen (meist vorübergehend) nicht möglich, weil es z.B. bei Herpes-simplex-Infektion durch den Hautkontakt zur Krankheitsübertragung kommen kann. Aber in manchen dieser Fälle darf abgepumpte Muttermilch gefüttert werden, evtl. muss diese pasteurisiert werden. Durch das Abpumpen bleibt die Milchproduktion erhalten (und nach dem Abklingen der Krankheit kann weitergestillt werden).

Bei den meisten anderen Erkrankungen kann gestillt werden. Allerdings ist bei der Gabe von Medikamenten darauf zu achten, dass diese für die Stillzeit geeignet sind. Einen guten, fachlichen Einblick liefert die „Arzneiverordnung in Schwangerschaft und Stillzeit" von Schaefer und Spielmann (☞Weiterführende Literatur). Fragen Sie Ihren Arzt.

Durch **Brustverkleinerungsoperationen** kann es zur Unterbrechung von Milchgängen und zu sehr eingeschränktem Milchfluss kommen, sodass Stillen nicht oder nur teilweise möglich ist.

Die häufigsten Stillprobleme (z.B. Schwierigkeiten beim Anlegen, Brustentzündungen, wunde Brustwarzen) sind durch richtiges Stillmanagement zu bewältigen. Bevor Sie mutlos werden und das Stillen aufgeben wollen, sollten Sie daher eine Stillberaterin IBCLC (☞Adressverzeichnis) fragen.

Babys, bei denen der Kinderarzt **Galaktosämie,** eine erbliche Störung des Milchzuckerstoffwechsels, feststellt, können nicht gestillt werden und auch bei Phenylketonurie ist Stillen nur teilweise möglich. (☞Adressverzeichnis)
Wenn **Kinder sehr schwach** sind (z.B. frühgeborene oder kranke Kinder), kann das ebenfalls ein Grund sein, weshalb das Stillen nicht klappt. Abgepumpte Muttermilch hilft Ihrem Baby, raschest wieder zu Kräften zu kommen.
Falls Ihr Baby nicht ausreichend Gewicht zunimmt und vor Erschöpfung viel schläft, ist es ca. alle 3 Stunden für eine Mahlzeit sanft zu wecken.

Erste Stillzeit

Der Saugreflex des Neugeborenen ist in der Regel in den ersten 20-30 Minuten nach der Geburt besonders ausgeprägt - bestehen Sie daher möglichst darauf, dass Ihr Baby gleich in der ersten Stunde nach der Geburt zum ersten Mal angelegt wird. Bei Kaiserschnitt kann dies sobald als möglich in bequemer Haltung erfolgen.
Es gibt verschiedene Stellungen, wie gestillt werden kann (**Wiegegriff, im Liegen, Rückengriff, über die Schulter gelegt**), und es kann sein, dass Ihnen eine davon besonders angenehm ist. Außerdem ist es bei einem Milchstau notwendig, abwechseln zu können.
Lassen Sie sich von Ihrer Hebamme oder der Stillberaterin Ihrer

Geburtsklinik zeigen, wie das Anlegen funktioniert - es braucht seine Zeit, bis Mutter und Kind das Stillen lernen. Machen Sie sich keine unnötigen Sorgen, wenn nicht alles auf Anhieb klappt.

Wenn Sie **häufig anlegen**, kommt die Milchbildung rascher und effizienter in Gang. Legen Sie Ihr Kind immer an, wenn es hungrig ist, anfangs **mind. 8-mal in 24 Stunden**. Es kann zu Beginn auch 12-mal in 24 Stunden nötig sein. Fragen Sie Ihre Stillberaterin, wie Sie **Hungerzeichen** beim Kind erkennen können. Zeigt es z.B. Suchbewegungen mit dem Mund oder führt die Hand zum Mund, seufzt es und ist unruhig, sind das Zeichen, dass es angelegt werden soll. Wenn Kinder bereits vor lauter Frust zu schreien begonnen haben, weil ihre Bedürfnisse davor nicht rechtzeitig erkannt wurden, dann ist es viel schwieriger, sie anzulegen.

Am hilfreichsten ist dabei das so genannte **Rooming in** (Mutter und Kind verbringen 24 Stunden am Tag im gleichen Zimmer). So können Sie genau auf die Bedürfnisse Ihres Kindes eingehen. In den ersten Wochen werden Sie auch nachts noch alle 2-3 Stunden geweckt, denn die Milchmenge, die der Säugling auf einmal zu sich nehmen kann, ist noch relativ gering. Da ist es gut, das Baby gleich nahe bei sich zu haben und im Liegen stillen zu können.

Ihr Kind ist ausreichend versorgt, wenn es nach dem 4. Lebenstag mind. **6 nasse Windeln und 3 Stuhlentleerungen innerhalb von 24 Stunden** hat. Später werden die Stuhlentleerungen seltener.
Das Gewicht Ihres Kindes nimmt in den ersten Lebenstagen ab. Der Gewichtsverlust sollte jedoch nicht länger als bis zum 3. Lebenstag dauern und nicht mehr als 7 % des Geburtsgewichtes ausmachen. Ansonsten ist auch bei ambulanter Geburt oder Hausgeburt rasch eine geschulte Stillberaterin IBCLC (☞Adressverzeichnis) oder eine Hebamme bzw. Mütter- und Väterberaterin zu Rate zu ziehen, die das Stillmanagement überprüft und überwacht.
Beträgt der Gewichtsverlust 10 %, sind Sofortmaßnahmen seitens des Arztes, der Hebamme oder der Stillberaterin notwendig. Fallweise muss zugefüttert werden („Essen und Trinken im Säuglingsalter" ☞Weiterführende Literatur).
Bei Säuglingen, die am 5. Lebenstag noch nicht zugenommen oder am 14. Lebenstag ihr Geburtsgewicht noch nicht wiedererreicht haben, muss das Stillen von einer Fachkraft nochmals überprüft werden.

Bis sich das Stillen gut eingespielt hat, also ungefähr die ersten 4-6 Wochen, sollten Sie Beruhigungssauger (Schnuller) möglichst vermeiden, da es zu so genannter „Saugverwirrung" kommen kann, weil die Saugmechanismen zu unterschiedlich sind.

Tipps für die Stillmahlzeit

Sind die anfänglichen Schwierigkeiten überwunden, dann werden Sie durch die Hormonausschüttung während der Stillmahlzeit ruhiger und entspannter. Genießen Sie diese Zeit mit Ihrem Kind und beherzigen Sie folgende Tipps, die die Stillmahlzeiten zu einer Krafttankstelle für Mutter und Kind werden lassen:

- Drehen Sie Ihr Handy ab und lassen Sie sich weder durch Telefon noch durch Besucher stören.
- Bereiten Sie einen eigenen Platz zum Stillen - mit einem Stillkissen oder geeigneten Polstern - vor. Das schont Ihren Rücken und entlastet Ihren Arm.
- Stellen Sie immer einen Krug Wasser oder eine Mineralwasserflasche und ein Glas in greifbare Nähe - oder bereiten Sie Tee in einer Thermoskanne vor. Trinken Sie während jeder Stillmahlzeit mind. 1 Glas Wasser oder 1 Becher Tee.
- Versorgen Sie sich mit in Happen geschnittenen Broten oder kleinen Gemüsestücken. Nutzen Sie so die Gelegenheit für eine gemütliche, kleine Mahlzeit.
- Stillen Sie „ohne Uhr"! Früher gültige Zeitabstände zwischen den Stillmahlzeiten und strikte Vorgaben, wie lange eine Stillmahlzeit zu dauern hat, gelten heute nicht mehr.

Ernährung in der Stillzeit

Stillen erfordert viel Kraft und Ausdauer. Um die anstrengende erste Zeit gut zu überbrücken, ist es notwendig, dass Sie selbst mit Essen und Getränken optimal versorgt sind. Das psychische und körperliche Wohlbefinden ist nicht nur von Ruhepausen abhängig, sondern auch von Nährstoffen, Mineralstoffen und Vitaminen. „Schlampiges" Essen laugt aus und macht leicht reizbar und anfällig für Krankheiten. Nutzen Sie Ihre Vorräte, die Sie schon vor der Geburt angelegt haben, oder bitten Sie Freunde und Verwandte, Ihnen in der Anfangszeit beim Einkaufen und Kochen behilflich zu sein. Sie können später auch mit Freundinnen, die gleichaltrige Kinder haben, abwechselnd kochen und Gedankenaustausch pflegen.

Während der Stillzeit steigt der Energiebedarf im Vergleich zur Schwangerschaft nochmals an. Es ist jedoch schwer, genaue Kalorienzahlen zu ermitteln, da die produzierte Milchmenge individuell unterschiedlich ist. Außerdem schwankt die Zusammensetzung der Muttermilch innerhalb eines Tages, ja sogar innerhalb einer Mahlzeit. Durchschnittlich produziert eine Frau ca. **800 ml Muttermilch**, was einer Kalorienmenge von ca. 550 kcal entspricht. Auch der Vorgang der Milchproduktion benötigt Energie. In den ersten 4 Monaten haben Sie daher - im Vergleich zum Bedarf einer nicht schwangeren, nicht stillenden Frau - einen **Mehrbedarf von ca. 635 kcal**, wenn voll gestillt wird. Im Anschluss daran beträgt der Mehrbedarf ca. **525 kcal** pro Tag bei vollem Stillen. Auf letzteren Wert beziehen sich die Mengenangaben, die wir in den Kapiteln über die Lebensmittelgruppen bringen. Wird nur mehr teilweise gestillt und bereits Beikost gegeben, dann reduziert sich der zusätzliche Kalorienbedarf auf ca. 285 kcal. Er wird langsam weniger, je mehr Beikost angeboten wird.

Um Muttermilch produzieren zu können, werden auch **Getränke** (☞Kapitel „Getränke in der Stillzeit"), ☞**Beilagen,** ☞**Obst,** ☞**Gemüse und** ☞**Öl** verstärkt benötigt.
Aufgrund des Gehalts an ☞Calcium kommt auch **Milch und Milchprodukten** eine große Bedeutung zu.
Zeitweise wird auch das Calcium aus dem mütterlichen Knochen zur Versorgung des Ungeborenen herangezogen. Es muss im Anschluss wieder aufgefüllt werden. Dieser Vorgang wird hormonell gesteuert. Durch die Wiedereinlagerung verdichtet sich der Knochen stärker,

sodass durch jedes gestillte Kind das Risiko für Osteoporose im Alter verringert wird.
Machen Sie viel Bewegung an der frischen Luft - besonders wenn die Sonne scheint - und versuchen Sie, 1/2 Stunde pro Tag Sonnenstrahlen einzufangen. Die dadurch aktivierte Menge an **Vitamin D** unterstützt den Calciumstoffwechsel. Meist kann der Bedarf Ihres Kindes an Vitamin D durch die Muttermilch nicht gedeckt werden. Daher wird ebenso wie bei **Vitamin K** eine ergänzende Zufuhr in Form eines Präparates empfohlen. Sprechen Sie mit Ihrem Arzt.

Die Lebensmittelqualität beeinflusst die Muttermilch

Die Qualität des Nahrungsfettes spiegelt sich in der Muttermilch wieder. Öle und 2 Portionen Fisch pro Woche sollten generell in den Speiseplan von Stillenden eingebaut werden. Denn die enthaltenen ☞**Omega-3-Fettsäuren** gelangen in die Muttermilch und verbessern die Gehirnreifung und erhöhen die Intelligenz des Säuglings.
Sonst beeinflussen nur wenige Bestandteile der Nahrung die Qualität der Muttermilch direkt. Dazu zählen ☞**Jod** aus dem Jodsalz und dem Fisch, **Fluor** aus dem Schwarztee und **Mangan** aus Vollkornprodukten sowie **wasserlösliche Vitamine** (Vitamin C, B-Vitamine) aus Obst, Gemüse und Vollkorngetreide.
Selbst bei Mangelernährung der Mutter ist Muttermilch ein hochwertiges Produkt. Bei Unterversorgung werden allerdings die meisten Bestandteile aus dem Körper der Mutter abgezogen und das raubt der Mutter Kraft. Achten Sie daher auf eine ausgewogene Ernährung aus allen Lebensmittelgruppen mit viel ☞Omega-3-Fettsäuren und Vitaminen, um alles für die Muttermilchbildung bereitstellen zu können. Wählen Sie dunkles Fleisch für die Versorgung mit ☞**Eisen** und bevorzugen Sie grüne Gemüsesorten. Diese Gemüsesorten liefern viel ☞**Folsäure** - von dieser wird während der Stillzeit so viel wie in der Schwangerschaft benötigt. In den ersten Wochen ist es auch zum Schutz vor ☞Depressionen sinnvoll, vorsorgend Folsäurepräparate einzunehmen.

Die Lebensmittelgruppen in der Stillzeit

Im Folgenden finden Sie einen Überblick über die Lebensmittelgruppen (eine Übersicht befindet sich auch im Farbteil), die eine ausgewogene, abwechslungsreiche Ernährung gewährleisten. Weiterführende Information zu den einzelnen Lebensmittelgruppen erhalten Sie unter den entsprechenden Kapiteln im Teil über die Ernährung von Frauen.

	Stillzeit (ca. 2.630 kcal)
Getränke	ca. 2,5 l/Tag
Brot, Getreide(flocken)	360 g/Tag
Erdäpfel, Reis, Nudeln	280 g/Tag
Obst	350 g/Tag
Gemüse, Salat	350 g/Tag
Milch, Joghurt*	525 ml (g)/Tag
Fleisch, Wurst	75 g/Tag
Fisch	300 g/Woche
Eier	2-3 Stück/Woche
Butter, Margarine, Öl	45 g/Tag
Fettreiches (Torte, Schokolade, Chips)	max. 50 g/Tag
Zuckerreiches (Gummibärchen, Marmelade)	max. 10 g/Tag

* 100 ml Milch entsprechen 15 g Schnittkäse oder 30 g Frischkäse.

Quelle: Forschungsinstitut für Kinderernährung Dortmund (☞Weiterführende Literatur)

Die wichtigsten Tipps für richtiges Essen

- Achten Sie auf **5-6 Mahlzeiten pro Tag**. Zumindest eine davon sollte warm sein, damit wichtige Speisen wie Beilagen und gekochtes Gemüse gegessen werden.
- Als **Getränke** eignen sich Wasser, Mineralwasser, leichter Früchte- und Kräutertee (max. 2 Tassen pro Tag) sowie verdünnte Obst- und Gemüsesäfte (☞Kapitel „Getränke in der Stillzeit" und „Was essen, wenn das Kind einen wunden Po hat?").
- Essen Sie reichlich Vollkornbrot und wählen Sie **Vollkornprodukte** bzw. Erdäpfel als Beilage. Schränken Sie Backwaren aus weißem Mehl, Müsli mit Zuckerzusatz und fettreiche Kartoffelprodukte, wie Chips und Pommes, ein.
- Bevorzugen Sie reichlich frisches oder tiefgekühltes **Gemüse und Obst**. Reduzieren Sie Tiefkühl-Fertigprodukte wie tiefgekühltes

Gemüse mit Zusätzen von Rahm und Fetten. Konsumieren Sie Dosengemüse sowie Dosenobst nur selten.

- Verwenden Sie Halbfettmilch und magere **Milchprodukte** und schränken Sie fertige Fruchtjoghurts, Topfencremen, Milchmix- und Kakaogetränke stark ein, da diese viel Zucker und daher mehr Kalorien enthalten.
- Ziehen Sie mageres **Fleisch** und magere **Fleischwaren** (z.B. Geflügelbrust, Schinkenwurst, Schinken ohne Fettrand) fettem Fleisch und fetten Wurstsorten (z.B. Salami, Streichwurst) vor. Wählen Sie unpanierten frischen oder tiefgekühlten **Fisch** statt Fischstäbchen und Fischkonserven.
- Nehmen Sie hochwertige **Öle** (Sonnenblumenöl, Olivenöl, Rapsöl, Maiskeimöl) für die Zubereitung von Speisen und verwenden Sie **Butter** als Streichfett sparsam.

Getränke in der Stillzeit

Zur Muttermilchbildung wird zusätzlich Flüssigkeit benötigt, sodass Stillende meist einen größeren Durst haben. Trinken Sie regelmäßig und **mind. 2,5 l pro Tag** - z.B. bei jeder Stillmahlzeit ein Glas. Bei großer Hitze darf es auch mehr sein.

Beachten Sie, dass ein Zuviel (über 4 l täglich) jedoch auch zu einer Reduzierung der Milchmenge führen kann.
Anis, Kümmel und Fenchel sind häufig in **Stilltees** anzutreffen. Es gibt keine wissenschaftlichen Untersuchungen, die die Verwendung von Stilltees als wirkungsvoll bestätigen. Fencheltee ist zudem wissenschaftlich ins Gespräch gekommen, weil man in Fenchel die Substanz Methyleugenol entdeckte, die bei Ratten in höheren Dosierungen Leberkrebs auslösen kann. 1-2 Tassen Stilltee täglich sind sicherlich harmlos, doch sollten Sie Stilltee lieber nicht literweise trinken. Dies gilt generell auch für die meisten medizinisch verwendbaren Kräutertees.

Die Praxis zeigt: Um die Milchbildung anzuregen, ist häufiges Anlegen effektiver, als das Trinken von großen Mengen Stilltee. Sie können somit auch andere Teesorten wählen - mit Ausnahme von Pfefferminz- und Salbeitees, diese verringern erfahrungsgemäß die Milchbildung.
Die koffeinhaltigen Getränke ☞**Kaffee,** ☞**Energydrinks,** ☞**Colagetränke und** ☞**Schwarztee** (auch Eistee, Grüntee und ☞Mate) sind

in der Stillzeit ebenfalls nur begrenzt ratsam. Maximal 2 Tassen leichten Kaffees oder 4 Tassen Schwarztee - über den Tag verteilt - sind während der Stillzeit erlaubt.

Etwa 1 % des Koffeins geht aus dem Blut in die Muttermilch über und es kann beim Kind zu anregender Wirkung kommen. Ist Ihr Baby sehr unruhig, dann sollten Sie gänzlich auf aufputschende Getränke verzichten. Beachten Sie, dass Koffein auch in manchen Medikamenten (z.B. Schmerzmitteln) enthalten sein kann.

Auch **Alkohol** sollten Sie wenn überhaupt, nur in geringen Maßen trinken. Maximal 1 kleines Glas Wein oder Sekt oder 1 kleines ☞Bier ist ab und zu erlaubt - jedoch kein „hartes" Getränk. Alkohol setzt die Milchbildung herab und regelmäßiger Alkoholgenuss beeinträchtigt die Entwicklung Ihres Kindes.

Etwa 10 % der von der Mutter konsumierten Alkoholmenge findet sich in der Muttermilch wieder. Der Säugling braucht allerdings doppelt so lange wie ein Erwachsener, um den Schadstoff Alkohol aus seinem Organismus auszuscheiden. Nach etwa 60 Minuten (bei alkoholhaltigen Speisen nach 60-90 Minuten) treten Konzentrationsspitzen in der Muttermilch auf. Trinken Sie Alkohol daher **nie vor einer Stillmahlzeit**, sondern immer im Anschluss daran (z.B. nach dem abendlichen Stillen). Idealerweise sollten mind. 3 Stunden zwischen dem Genuss von Alkoholika und der nächsten Stillmahlzeit liegen.

Einschränkungen in der Ernährung nach der Geburt

Vorab die gute Nachricht: **Toxoplasmose, Listerien und Salmonellen** werden nicht über die Muttermilch übertragen. Dennoch ist eine Infektion des Neugeborenen mit diesen Erregern nicht ganz auszuschließen. Dann nämlich, wenn eine Ansteckung von Mensch zu Mensch gegeben ist. Das gilt sowohl für den gestillten als auch für den flaschengefütterten Säugling. Achten Sie deshalb vor allem in der Küche gewissenhaft auf Hygienemaßnahmen, um eine Infektion zu vermeiden („Noch ein paar Hygienetipps" Seite 59).
Die Empfehlungen zum Verzehr von **(halb)rohen Lebensmitteln** unterscheiden sich beträchtlich. Die meisten Wissenschaftler sind der Ansicht, mit der Stillzeit sei wieder alles **erlaubt**, was in der Schwangerschaft eingeschränkt war, mit **Ausnahme** von **Rohmilch**.

Rohmilch sollte weiterhin nicht getrunken werden, weil in der Milch spezielle Bakterien (EHEC) vorhanden sein können, die evtl. auch auf Kinder übertragen werden können. Diese Bakterien können schwere Nierenschäden beim Kind hervorrufen. Pasteurisierte bzw. abgekochte Milch oder Rohmilchkäse sind bedenkenlos verwendbar.
Andere, vorsichtigere Stimmen warnen (vor allem in den ersten Wochen) vor dem Genuss von Weichkäse aus Rohmilch sowie vor (halb)rohem Fleisch, rohen Eiern und rohem Fisch, um zu vermeiden, dass sich die Stillende selbst infiziert und die Infektion überträgt. Wieder andere sehen zumindest schnittfeste Rohwürste (z.B. Salami, Landjäger, Cabanossi) oder kaltgegarte, aber stark gesüßte, gesalzene oder gesäuerte Fischprodukte (Sardellen, Lachsersatz, Rollmops) und ähnliche Lebensmittel als bedenkenlos an.
So bleibt es wohl jeder Mutter selbst überlassen, ob sie auch in der Stillzeit eine gewisse Zeit lang Vorsichtsmaßnahmen setzen will.

Schwermetallbelasteter ☞Fisch und **☞Innereien** sind nach wie vor einzuschränken, da ☞Schwermetalle, wie Quecksilber, während der Stillzeit in die Muttermilch übergehen und im körperlichen Fettdepot des Kindes gespeichert werden. Falls Sie trotzdem Innereien essen möchten, wählen Sie ausschließlich **biologische Lebensmittel**.

Trotz der Schadstoffe aus der Nahrung und dem Umfeld, die im Fettdepot der Mutter gespeichert worden sind und sich in der Muttermilch in Spuren wiederfinden, ist Muttermilch das wertvollste Nahrungsmittel, das Sie Ihrem Kind geben können. Denn sie enthält unzählige Abwehrstoffe und schützt so Ihr Kind vor vielen Erkrankungen.

Das **Rauchen** sollten Sie wie in der Schwangerschaft einschränken. Die Milch von Raucherinnen ist stärker mit Schadstoffen, wie Nikotin, belastet und interessanterweise verändert sich ihr Geschmack. So kann eine spätere Vorliebe für das Rauchen schon frühzeitig geprägt werden. Außerdem dürfte ein Zusammenhang zwischen dem **Passivrauchen** des Kindes und dem plötzlichen Kindstod (SIDS) gegeben sein, weshalb es sich nicht in verrauchten Räumen aufhalten soll.

Beispiel für einen Tagesspeiseplan

Etwa so könnte ein möglicher Tagesspeiseplan für eine vollstillende Frau aussehen:

Frühstück	3 Stück Vollkornbrot mit 10 g Butter und 20 g Marmelade bzw. 1 Scheibe Käse, 2 Tassen Tee oder Kaffee mit Milch
Zwischenmahlzeit	1 Joghurt, 1 1/2 Stück Früchte, 1 EL Nüsse, 2 Gläser Wasser
Mittagessen	1 Portion Kabeljau in 5 g (1 TL) Rapsöl gebraten dazu 1 Portion Erdäpfel und 1 Portion gemischtes Gemüse mit 1 TL Rapsöl, 2 Gläser gespritzter Apfelsaft (1:1)
Zwischenmahlzeit	1 Stück Vollkornbrot mit 5 g Butter, Karotten- und Gurkenstifte, 1 Glas Wasser, 2 Kekse, 1 Glas Milch oder Kakao
Abendessen	1 Portion Vollkornnudeln mit Paradeissauce mit Kräutern, mit 5 g Sonnenblumenöl und 2 EL Parmesan, 2 Gläser gespritzter Apfelsaft (1:1)
Spätmahlzeit	1 Brot mit 5 g Butter, 1/2 Paprika oder 1 Paradeiser, 1 Glas Wasser

Sie sind gut versorgt, wenn Sie Ihr **Gewicht** nach der Geburt halten oder pro Monat maximal 1-2 kg der in der Schwangerschaft angelegten Gewichtsreserven abnehmen. Machen Sie während der Stillzeit **keine Abmagerungskuren**, da dies zu einer Unterversorgung führen kann, die vor allem auf Ihre eigenen Kosten geht. Außerdem

können dadurch größere Mengen an Schadstoffen (Schwermetalle, Medikamentenrückstände) aus dem Fettgewebe freigesetzt werden und über die Muttermilch zum Kind gelangen.
Ergreifen Sie im Anschluss an die Stillzeit sinnvolle Maßnahmen, um Ihre Figur wiederzuerlangen (☞Kapitel „Was essen zur Gewichtsreduktion").
Vermeiden Sie einseitige **Kostformen**! Wenn Sie sich vegan, also ohne tierische Lebensmittel ernähren wollen, kann dies bei Ihnen zu einer Unterversorgung mit Vitamin B_{12}, Vitamin D_3, Omega-3-Fettsäuren und anderen wichtigen Nährstoffen führen.

Allergieprävention ist in der Stillzeit umstritten

Auch in der Stillzeit ist die Vermeidung von allergieauslösenden Lebensmitteln umstritten. Wissenschaftliche Studien konnten nur zeigen, dass Allergievorbeugung am besten mit **ausschließlichem Stillen über einen Zeitraum von 6 Monaten** beginnt und durch beikostergänztes Stillen fortgesetzt wird. Während der Stillzeit können Einschränkungen aufgrund von Allergiediäten zu einer Mangelversorgung der Mutter führen.
In Einzelfällen kann sich jedoch eine eingeschränkte Ernährung der stillenden Mutter positiv auf ihr Kind auswirken. Dann nämlich, wenn ein sehr hohes Allergierisiko besteht (beide Eltern Allergiker oder gar beide Kuhmilchallergiker) oder das Kind bereits **Allergiesymptome** aufweist. Hier kann es sinnvoll sein, Milch und Milchprodukte, Fisch, Hühnerei und Nüsse bzw. Erdnüsse in der Ernährung (vorübergehend) zu meiden. Sie sollten in dem Fall Ihren Speiseplan von einer Ernährungswissenschafterin oder Diaetologin überprüfen lassen. Denn Sie müssen u.a. für ausreichend Eiweiß aus Fleisch und Fleischprodukten sorgen. Supplementieren Sie Calcium oder trinken Sie sehr calciumreiches Mineralwasser. Außerdem sollten Sie Rapsöl, Walnussöl, Sojaöl oder Leinöl verwenden, um mit Omega-3-Fettsäuren versorgt zu sein. Näheres zur Allergieprävention in „Essen und Trinken im Säuglingsalter" (☞Literaturverzeichnis).

Nahrungsergänzung in der Stillzeit

In der Stillzeit gilt Ähnliches wie in der Schwangerschaft. Der Bedarf am wasserlöslichen Vitamin **Folsäure** ist nach wie vor hoch und kann durch Nahrungsmittel alleine nur schwer abgedeckt werden. Im

Kapitel ☞Folsäure im Ernährungsteil für Schwangere finden Sie eine Auflistung über den Folsäuregehalt einzelner Lebensmittel.
Jodmangel der Mutter, der sich auch in Form von Konzentrationsschwäche und Leistungsminderung bemerkbar machen kann, führt zu jodarmer Milch und zu einer Unterversorgung des Kindes. Daher gilt es Jodpräparate zu verwenden, wenn nicht ausreichend ☞**Jod** durch Jodsalz zugeführt wird.
Der Bedarf an ☞**Eisen** ist geringer als in der Schwangerschaft und kann durch die erhöhte Fleischmenge im Speiseplan in der Regel gedeckt werden.
Manchmal wird aus Vorsicht angeraten, ☞**Multivitamin-Mineralstoffpräparate** weiterhin einzunehmen. Dies ist bei einer ausgewogenen Ernährung nicht unbedingt notwendig. Wenn Sie jedoch durch die Anforderungen der neuen Lebenssituation nicht zu abwechslungsreichem Essen kommen, sollten Sie die Einnahme von Multivitamin-Mineralstoffpräparaten oder angereicherten Stillgetränken in Betracht ziehen.

Was essen...

Was essen, um die Milchbildung anzuregen?

Die effektivste Maßnahme ist sicher **häufiges Anlegen** des Kindes. Wichtig ist auch eine ausreichende, aber nicht zu hohe Zufuhr von **Flüssigkeit** (ca. 3 l). Meiden Sie Alkoholika, Pfefferminz- und Salbeitee, wenn Sie die Milchbildung anregen wollen!
Folgenden Lebensmitteln wird eine milchbildende Wirkung nachgesagt, die jedoch wissenschaftlich nicht belegt ist:

- Früher wurde Stillenden immer Malzbier zur Steigerung der Milchmenge empfohlen. Heute wird kaum mehr Malzbier erzeugt, sondern es werden vermehrt **Malzgetränke** hergestellt, deren Gehalt an ☞Alkohol deutlich niedriger ist. Die darin enthaltene Hefe liefert wichtige B-Vitamine für die Milchbildung. Gleiches gilt für **alkoholfreies Bier**, das nur mehr einen sehr geringen Restalkohol enthält.
- Sie können zur Steigerung der Milchbildung aber auch zu Vitamin-B-reichen **Hefeflocken** greifen oder ☞**Hefeaufstriche** aus dem Bioladen bzw. Reformhaus verwenden, sofern Ihr Kind nicht mit Blähungen darauf reagiert.

- B-Vitamine sind auch in den Randschichten von Getreidekörnern enthalten. Wählen Sie Vollkornbrot, Vollreis, Vollkorngrieß, grobe Haferflocken und andere **Vollkornprodukte**.
- Eine milchbildende Wirkung wird auch **Mandeln und Nüssen** zugeschrieben. 1 EL Mandelmus oder Nüsse kann in den Speiseplan leicht eingebaut werden. Beachten Sie dabei, dass Nüsse und Samen (z.B. Sonnenblumenkerne) nicht nur Lieferanten von Eiweiß, Mineralstoffen und Vitaminen sind, sondern auch viel ☞Fett enthalten. Gehen Sie damit sparsam um, außer Sie wollen zunehmen.
- Die Gewürze **Kreuzkümmel** bzw. **Anis, Kümmel und Fenchel** (auch als ☞Stilltee) sollen die Milchbildung anregen. Vergleiche der Milchbildung mit und ohne Verwendung von Stilltee zeigten jedoch keinen Unterschied.

Was essen, wenn das Kind die Muttermilch abzulehnen scheint?

Der Geschmack der Muttermilch wird durch Bestandteile der mütterlichen Nahrung geprägt. So duftet Milch, wenn viele Marillen gegessen wurden, nach Marillen. Auch **ätherische Öle** von Gewürzen (z.B. von Curry, Knoblauch oder Zwiebel) finden sich in der Muttermilch wieder. Manches erkennt das Kind, weil schon das Fruchtwasser im Mutterleib danach schmeckte. Anderes mag fremd und ungewohnt sein und das Kind vorübergehend dazu veranlassen, sich beim Stillen nach dem ersten Schluck Muttermilch abzuwenden. Bleiben Sie daher in der Stillzeit am besten bei Speisen, die Sie bereits in der Schwangerschaft gegessen haben.

Auch intensive sportliche Betätigung kann dazu führen, dass die Muttermilch säuerlich schmeckt und vom Kind abgelehnt wird. Es ist sinnvoll, langsam mit einem Training zu beginnen und allzu schweißtreibende Sportarten während der Stillzeit noch zu meiden.

Geruchs- und Geschmacksstoffe von Zigaretten, Parfüms und Alkoholika in größeren Mengen gehen auch in die Muttermilch über und können Ihr Kind dazu veranlassen, Muttermilch abzulehnen.

Was essen, wenn das Kind Blähungen hat?

In den ersten Lebensmonaten weinen manche Kinder besonders viel. In einigen Fällen sind Blähungen und Koliken beim gestillten Kind die

Ursache für das Weinen. Im akuten Fall schafft **Schaukeln** (auf einem Gymnastikball), **Tragen** und **sanftes Massieren von Bauch und Fußgewölbe** Abhilfe - es gibt Kurse für Babymassage oder Bücher, z.B. von M. Mathieu oder F. Leboyer. Wiegen Sie das Kind auf dem Unterarm, wobei Ihre Hand den Bauch wärmt. Das Kind liegt dabei mit dem Bauch nach unten auf dem Arm und blickt nach vorne. Sein Köpfchen ruht leicht erhöht bei Ihrem Ellenbogen. **Warme Bauchwickel bzw. aufgelegte warme Kirschkernkissen** können ebenfalls Erleichterung bringen. Achten Sie darauf, dass Ihr Kind keine beengende Kleidung trägt!

Sehr oft hört man den Begriff „Drei-Monats-Koliken". Anzeichen dafür sind, dass das Kind unruhig ist, schreit, nicht schlafen kann und typischerweise die Beine anzieht. Leider können Sie diese Beschwerden selten verhindern. Die Ursache dafür ist meist, dass der **Darm** des Kindes in dieser Zeit die Darmbakterien ansiedelt und **Reifungsphasen** in der Entwicklung durchläuft. Solche Umstellungsphasen, die mit Verdauungsbeschwerden einhergehen, sind vielfach ein Auslöser für das Abstillen. Gerade in solch kritischen Situationen der Entwicklung braucht das Kind jedoch all die Faktoren in der Muttermilch, die mithelfen, eine gesunde Darmflora zu entwickeln.
Stillende Mütter sollten in ihre Ernährung mehr **Kümmel, Thymian oder Majoran** einbauen. Die beruhigenden Inhaltsstoffe finden sich auch in der Muttermilch wieder.

Blähungen und Koliken können auch durch das **Verschlucken von Luft** ausgelöst werden, wenn Ihr Kind große Mengen zu hastig trinkt bzw. die Stilltechnik nicht optimal ist. Versuchen Sie, öfter kleinere Mengen trinken zu lassen, und legen Sie evtl. während der Mahlzeit eine Pause ein. Lassen Sie nicht nur nach jeder Mahlzeit vorsichtig Bäuerchen machen, sondern auch zwischendurch, z.B. beim Seitenwechsel! Wenn Ihr **Milchfluss zu rasch** ist und sich das Kind öfters verschluckt, können Sie auch (fast) auf dem Rücken liegend „gegen die Schwerkraft" stillen.

Wissenschaftliche Studien haben **keinen direkten Zusammenhang** zwischen der Aufnahme von bestimmten, blähenden Lebensmitteln durch die stillende Mutter und Blähungen beim Kind ergeben. In der Praxis wird jedoch immer wieder von Zusammenhängen berichtet.
Mit Blähungen reagieren manche Kinder nachgewiesenermaßen auf

zu viel **Milch (und Milchprodukte)** in der Ernährung der Mutter - erfahrene Säuglingsschwestern raten auch von einer Käseplatte bald nach der Geburt ab. Die Symptome treten vor allem auf, wenn eine große Menge Milch auf einmal getrunken wird. Verteilen Sie also die Milchportionen über den Tag und probieren Sie evtl. aus, jegliche Milch und Milchprodukte für eine Woche zu meiden. Achten Sie in dieser Zeit auf ausreichend ☞Calcium in Ihrer Nahrung. Tritt dann keine deutliche Besserung ein, können Sie Milch weiterhin verwenden. Verschwinden die Blähungen ohne Milch, dann muss Milch durch calciumreiche Lebensmittel bzw. Calciumpräparate ersetzt werden.

Da jedes Kind anders reagiert, sollten Sie **nicht von vornherein alle kritischen Nahrungsmittel meiden**, denn sonst könnte das zu einer Mangelernährung führen. Außerdem wird die Zusammenstellung der Lebensmittel oft unnötig kompliziert. Essen Sie stattdessen kleine Mengen von „kritischen" Lebensmitteln und beobachten Sie die Reaktion Ihres Kindes genau.
Tipp: Führen Sie 2-3 Tage lang ein **Essenstagebuch**. Schreiben Sie links auf ein Stück Papier, was Sie wann essen, und rechts, wann Ihr Kind besonders unter Blähungen leidet. Als Unterstützung haben wir die Lebensmittel angeführt, die erfahrungsgemäß als Ursache in Frage kommen:

Einige Kinder reagieren mit Blähungen auf:

- Milch und Milchprodukte, z.B. Schimmelkäse (Sauermilch, Bifidus- und Acidophilusprodukte sind oft leichter verträglich!)
- alle Arten von Kohlgewächsen (Karfiol, Broccoli, Kraut, Sauerkraut)
- Zwiebel, Schnittlauch, Knoblauch bzw. andere Laucharten

Vereinzelt reagieren Kinder mit Blähungen auf:

- alle Arten von Hülsenfrüchten (Bohnen, Linsen, Soja, Erdnüsse)
- frisch gebackenes Brot (evtl. auch Bier und Hefeflocken bzw. -aufstriche)
- kohlensäurehaltige Getränke (Mineralwasser, Soda, Limos)
- Eier und Eiergerichte
- rohes Obst (Kirschen, Marillen, Melonen, Trauben)
- Sellerie und frische Selleriesuppen
- Paradeiser

- Nüsse, Schokolade
- rohe Hafer- und Getreideflocken, Müsli, rohes Getreide
- Pilze

Die meisten Lebensmittelbestandteile brauchen 3-12 Stunden, um in die Muttermilch zu gelangen. Lassen sich einzelne Lebensmittel als Ursache ausfindig machen, so können Sie diese eine Woche komplett meiden, um zu sehen, ob eine deutliche Besserung eintritt.

! Wenn alle einfachen Hilfsmittel wirkungslos sind und das Kind andauernd unter Blähungen leidet, so ist unbedingt der Kinderarzt aufzusuchen! Evtl. können **homöopathische Tropfen** oder **Fencheltee** Linderung bringen oder **Cranio-sacrale Therapie** bzw. **Osteopathie** helfen. Es gibt an manchen Spitälern auch spezielle **Schreiambulanzen**, wo Sie Hilfe erhalten.

Was essen, wenn das Kind einen wunden Po hat?

Kommt es beim gestillten Kind zu einem wunden Popo, so sind eventuell **Zitrusfrüchte** (z.B. Zitronen, Orangen, Grapefruit) oder anderes Obst mit hohem Fruchtsäuregehalt (z.B. Kiwi, Ananas, Beeren) in der Ernährung der Mutter die Ursache für das Wundsein - Früchtetee kann ebenfalls eine Rolle spielen. Essen Sie stattdessen besonders milde, meist gut verträgliche Obstsorten, wie Apfel, Birne, Banane, Nektarine, Pfirsich und Weintrauben.
Aber auch **scharfe Gewürze** (Pfeffer, Chili, Curry, Tabasco etc.) können das Wundsein auslösen. Lassen Sie im Falle des Falles kurzfristig das verdächtigte Lebensmittel weg. Probieren Sie aus, ob eine Besserung eintritt. Evtl. reagiert das Kind nur auf größere Mengen, testen Sie also auch die Menge aus.
Manche Kinder reagieren auf **Zwiebel** oder auf **säurehaltige Gemüsesorten** (z.B. Paradeiser) mit wundem Popo. Ein Verzicht auf diese Lebensmittel ist aber nur sinnvoll, wenn die Reaktion ausgetestet wurde.

Häufiges Windelwechseln, Nackt-Strampeln-Lassen im Warmen und Eincremen mit Spezialsalben sind die gängigsten Maßnahmen gegen wunden Popo. Fragen Sie Ihren Arzt! Im akuten Fall hat sich das **Betupfen mit Muttermilch**, schwarzem Tee, Eichenrindentee, Käsepappeltee oder Johanniskrautöl sehr bewährt. Sollten sich die Beschwerden hartnäckig halten, fragen Sie Ihren Kinderarzt um Rat.

Was essen, um nach der Stillzeit abzunehmen?

Der Körper der Frau ändert sich durch die Schwangerschaft. Nach der Stillzeit braucht es einige Wochen, bis z.B. in der Brust das Fettgewebe wieder eingelagert wird. Schwangerschaftsstreifen können sich gebildet haben und viele Frauen haben nicht zuletzt aufgrund der Hormone mehr Fettpölsterchen als vor dem Kind.

Lassen Sie Ihrem Körper nach der Geburt mind. **9 Monate** Zeit sich zu regenerieren. Bei manchen Frauen geht es während der Stillzeit wie von selbst, die überzähligen Kilos abzubauen. Es ist jedoch nicht für jeden Typ möglich, das Ursprungsgewicht und die gewohnten Brust- und Bauchmaße wiederzuerlangen. Gerade Letzteres wird in Zeiten der bauchfreien Mode jedoch vielfach angestrebt. Im Regelfall ist der Bauch aber nicht mehr so flach wie zuvor.
Jede 10. vor der Schwangerschaft normalgewichtige Frau ist ein Jahr nach der Geburt übergewichtig. Ein Drittel dieser Frauen hat in der Schwangerschaft zu viel zugenommen. Aus gesundheitlicher Sicht ist es ideal, wenn das Gewicht wieder im Normalbereich (nach neuesten Empfehlungen am besten unter BMI 25) liegt. Spätestens wenn Ihr BMI (Body Mass Index ☞Kapitel „Körpergewicht und Energiebedarf") über 26 liegt, ist es angebracht, etwas gegen die überflüssigen Kilos zu unternehmen.

Bei einer Gewichtsabnahme gilt es nicht, von allem die Hälfte zu essen oder einseitige Diäten zu praktizieren, die große Gewichtsverluste in kurzer Zeit versprechen und den Körper mangelernähren. Nein, eine ausgewogene Diät und möglichst viel Bewegung helfen Ihnen, Ihre Kilos loszuwerden. Hier unsere Tipps dazu:

Abnehmen beginnt im Kopf:

- Stellen Sie sich vor, wie Sie schlank aussehen. Und schreiben Sie eine Liste der Gründe, weshalb Sie persönlich abnehmen wollen. Ist es die Kleidergröße, die Sie motiviert, oder das Gefühl, Anstrengungen leichter bewältigen zu können?
- Beobachten Sie sich. Essen Sie aus Langeweile, Stress, Müdigkeit oder weil Sie gerade optischen Reizen erliegen? Versuchen Sie, solche Situationen zu meiden oder alternative Handlungsweisen im Voraus zu planen. Halten Sie z.B. unterwegs kalorienfreie Getränke und Obst bereit, um nicht bei der Konditorei schwach zu werden.

- Notieren Sie sich, was Sie wann über den Tag verteilt essen. So haben Sie einen Überblick und meist reduziert sich die Menge schon durch das Bewusstwerden etwas. Vergleichen Sie die gegessenen Mengen mit den empfohlenen Mengen aus den Lebensmittelgruppen für Frauen im Farbteil. Nach der Stillzeit gelten bei ausreichender Bewegung wieder dieselben Empfehlungen wie vor der Schwangerschaft.
- Nehmen Sie sich vor jeder Mahlzeit einige Augenblicke Zeit, um sich auf das Essen einzustimmen. Essen Sie mit Genuss zu den Essenszeiten, statt nebenbei Speisen hinunterzuschlingen.
- Belohnen oder trösten Sie sich nicht mit Essen, sondern mit anderen Dingen! Telefonieren Sie mit einer guten Freundin oder entspannen Sie sich in einem warmen Bad!
- Essen Sie nur das, was Sie wirklich essen wollen, und nur zu den Zeiten, zu denen Sie dafür bereit sind. Lassen Sie sich nichts durch wohlmeinende Gastgeber und Gastgeberinnen aufdrängen.

Sorgen Sie für einen höheren Energieverbrauch:

- Bauen Sie mehr Bewegung in Ihren Alltag ein. Steigen Sie eine Station früher aus dem Autobus oder der Straßenbahn aus und gehen Sie den Rest des Weges zu Fuß. Nutzen Sie das Fahrrad für Besorgungen.
- Beginnen Sie ein Training (2- bis 3- mal pro Woche) in sanften Sportarten, die Ihnen Freude bereiten, wie Schwimmen, Walken, langsames Laufen oder (Bauch)tanzen. Das kommt auch Ihrem Kreislaufsystem zugute. Lassen Sie dem Körper anfangs dazwischen immer einen Tag zur Regeneration und steigern Sie die Trainingszeit bzw. -intensität nach und nach. Denken Sie an eine Aufwärmphase vor der Bewegung und an das Dehnen nach dem Training. Suchen Sie sich evtl. eine Trainingspartnerin oder einen Trainingspartner. Wenn Sie nebenbei plaudern, machen viele Sportarten mehr Spaß. Außerdem trainieren Sie im Fettverbrennungsbereich, wenn Sie problemlos nebenbei sprechen können. Beim Walken oder Laufen unterhalten auch MP3s oder Hör-CDs, die man sich evtl. in einer Stadtbibliothek ausborgen kann.
- Durch den Muskelaufbau bleibt am Anfang des Trainings das Gewicht gleich, auch wenn Fettpölsterchen abgebaut werden. Meist kann man jedoch schon bald den Gürtel enger schnallen und die Kleider sitzen wieder lockerer.

Verringern Sie Ihre Energiezufuhr:

- Trinken Sie vor den Mahlzeiten 1 Glas Wasser, das füllt den Magen und reduziert das Hungergefühl. Trinken Sie eher Wasser oder ungesüßten Tee und verzichten Sie auf gesüßte Getränke (Limonaden, Eistee, Wellnessdrinks). Tauschen Sie täglich maximal 1 Obstportion gegen $^{1}/_{4}$ l Obstsaft aus. Alkoholika steigern den Appetit und liefern unnötige Kalorien und sollten daher eingeschränkt werden.
- Essen Sie bewusst langsam und kauen Sie länger, damit die Sättigung früher spürbar wird. Legen Sie evtl. während der Mahlzeit eine Pause ein.
- Halten Sie die Pausen von 2-3 Stunden zwischen den 5 einzelnen Mahlzeiten ein. Essen Sie nicht stehend vor dem Kühlschrank, sondern bereiten Sie einen Teller mit Speisen vor, die Sie an Ihrem Essplatz zu sich nehmen. Achten Sie dabei auf Ihr natürliches Hunger- und Sättigungsgefühl. Lassen Sie Reste, wenn Sie satt sind, für später übrig.
- Versuchen Sie verführerische Situationen zu meiden. Gehen Sie z.B. nie hungrig einkaufen, weil sonst erfahrungsgemäß mehr Süßes und Kalorienreiches im Einkaufskorb landet. Legen Sie keinen Süßvorrat an, auch nicht für Gäste oder ältere Kinder.
- Machen Sie einen Wochenspeiseplan und kaufen Sie nach Einkaufsliste ein, so können Sie sicher gehen, dass nichts Unnötiges gekauft wird. Große Mengen im Kühlschrank können dazu führen, dass man Lebensmittel essen „muss", damit sie nicht verderben.
- Wählen Sie Vollkorn- statt Weißmehlprodukte oder mischen Sie Vollkorn- und Weißmehl. Vollkornprodukte halten aufgrund des Ballaststoffgehaltes länger satt.
- Seien Sie maßlos bei Gemüse (außer Avocado und Oliven). Hier dürfen Sie Ihren Hunger immer stillen, denn Gemüse ist ein natürliches „Light-Produkt".
- Verwenden Sie fettarme Milch und Milchprodukte (z.B. Leichtmilch oder Halbfettmilch, Joghurt mit 1 % Fettgehalt, Topfen mit 10 % F.i.T.). Salatdressings lassen sich mit Joghurt statt mit Sauerrahm oder Mayonnaise zubereiten. Auch in Suppen kann Milch mit etwas Stärke den Rahm ersetzen.
- Greifen Sie zu fettarmen Käsesorten (bis max. 35 % F.i.T., z.B. Kochkäse, Cottage cheese, Tilsiter). Legen Sie bei Käsesorten bis 45 % F.i.T. (Gouda, Emmentaler) nur 2 dünne Scheiben aufs Brot!
- Wählen Sie fettarme Fleischwaren, z.B. Schinken (ohne Fettrand),

aufgeschnittenen mageren Braten und magere Fleisch- und Geflügelstücke, statt fetter Wurstwaren und Bauchfleisch.
- Streichen Sie Butter oder Margarine nur sehr dünn aufs Brot. Unter (Streich)wurst und (Streich)käse brauchen Sie kein Streichfett!
- Nüsse sind zwar hochwertige, aber intensive Kalorienquellen. Tauschen Sie maximal 1 TL Fett gegen 1 gestrichenen EL Nüsse oder Samen.
- Sparen Sie das Fett bei der Zubereitung ein. Bevorzugen Sie Garmethoden wie Grillen, Dünsten, Dämpfen und Kochen statt Braten, Herausbacken und Frittieren. Verzichten Sie auf Öl im Kochwasser von Teigwaren und bei der Zubereitung von Reis.
- Schränken Sie die Verwendung fettreicher Saucen ein und wählen Sie lieber Gemüsesugo (Paradeiser, Karotten, Zucchini) zu Teigwaren.
- Mit Gewürzen und frischen Kräutern schmecken auch die fettarmen Speisen gut.
- Kochen Sie nicht im Übermaß und nehmen Sie an Büffets nur einen Teller voll.
- Verzichten Sie im Restaurant auf Cremesuppen und greifen Sie lieber zu einem Salat als Vorspeise. Wählen Sie Fruchtsalat oder Apfelstrudel als Nachspeise statt Mousse oder Torte.
- Gönnen Sie sich „Ihre" Mehlspeise maximal einmal pro Woche oder genießen Sie ein (Vollkorn)keks pro Tag. Sie können stattdessen auch eine Tasse hellen Magerkakao, ein extra Stück Obst oder 2-3 Trockenfrüchte wählen. Überlegen Sie sich vorher Ihre Strategie, sonst greift man gerne auf „altbewährte" Verhaltensmuster zurück.

Noch ein Hinweis zu Light-Produkten: Die Bezeichnung „Light" kann unterschiedliche Bedeutung haben und nicht immer stecken kalorienarme Produkte dahinter. Die Bezeichnung bedeutet nur, dass die Fett- oder Zuckermenge gesenkt oder dass der Alkohol- bzw. Koffeingehalt reduziert wurde. Kartoffelchips mit 40 % weniger Fett sind immer noch sehr fettreich. „Light" bedeutet also nicht unbedingt „leicht", sondern nur „leichter". Streichen Sie Chips besser ganz von Ihrer Einkaufsliste und greifen Sie lieber in Maßen zu Salzstangerln oder Pop corn.
Fettreduzierte Milchprodukte (z.B. Halbfettmilch, Magertopfen, fettarmes Joghurt) sind wertvoll für eine kalorienärmere Ernährungsweise. Meist unterscheiden sie sich im Geschmack kaum von Vollfettvarianten, liefern aber auf Dauer gesehen deutlich weniger Kalorien.

Das Problem bei anderen Light-Produkten besteht darin, dass sie zu bedenkenlosem Konsum verführen können. So werden fettreduzierte Margarinen, in die Luft oder Wasser eingearbeitet werden, oft großzügiger aufs Brot gestrichen, sodass der Effekt der Fetteinsparung verloren geht und manchmal mehr Kalorien als bei sparsamem Umgang mit Butter auf dem Teller landen.

Oft wird nicht beachtet, dass auch Light-Bier, Light-Süßwaren und Light-Käse Kalorien enthalten. Viele Light-Produkte brauchen außerdem Emulgatoren oder Süßstoffe (siehe auch „Was tun bei Schwangerschaftsdiabetes?") und sind daher für eine gesunde Ernährung nicht wirklich empfehlenswert.

Abkürzungen

BMI	Body Mass Index
ca.	circa
e.V.	eingetragener Verein
evtl.	eventuell
IBCLC	International Board of Certified Lactation Consultant
max.	maximal
µg	Mikrogramm (0,001 mg)
mg	Milligramm (0,001 g)
mind.	mindestens
u.a.	unter anderem
v.a.	vor allem

Wörterbuch

Buchweizenpalatschinken	Buchweizenpfannkuchen
Erdäpfel	Kartoffeln
Erdnusslocken	pikante Knabberei aus Erdnüssen
Fisolen	grüne Bohnen
Jause	Zwischenmahlzeit nachmittags
Karfiol	Blumenkohl
Kernöl	Öl aus Kürbiskernen
Kohl	Wirsing
Kohlsprossen	Rosenkohl
Marillen	Aprikosen
Marmelade	Konfitüre
Orangen	Apfelsinen
Paradeiser	Tomaten
Polenta	Maisgrieß
Ribisel	Johannisbeeren
Semmel	Brötchen
supplementieren	durch Präparate ergänzen
Topfen	Quark
Trimenon	Trimester, Schwangerschaftsdrittel
Vogerlsalat	Feldsalat

Weiterführende Literatur

Kinderwunsch und Schwangerschaft

„Natürliche Empfängnisregelung" (29. Auflage), Josef Rötzer und Elisabeth Rötzer, Herder 2005, ISBN 3-451-23983-3, € 13,90 (D), € 14,30 (A), CHF 15,10.

„Schwangerschaft und Stillzeit - Empfehlungen für die Ernährung von Mutter und Kind" (2. Auflage), Mathilde Kersting und Ute Alexy (Forschungsinstitut für Kinderernährung Dortmund), aid-infodienst Verbraucherschutz, Ernährung, Landwirtschaft 2003, ISBN 3-8308-0215-3, € 2,00 (D), € 2,10 (A), CHF 4,00.

„Arzneimittelverordnung in Schwangerschaft und Stillzeit" (6.Auflage), Christof Schaefer und Horst Spielmann, Urban & Fischer 2001, ISBN 3-437-21331-8, € 57,00 (D), € 58,60 (A), CHF 92,00.

Stillen

„Handbuch für die stillende Mutter", (4. Auflage), Hanna Neuenschwandner, La Leche Liga Schweiz Verlag 2004, ISBN 3-906675-02-5, € 15,25 (D), € 17,50 (A), CHF 24,00.

Säuglingsernährung

„Essen und Trinken im Säuglingsalter" (4. Auflage), Ingeborg Hanreich, Verlag I. Hanreich 2004, ISBN 3-901518-00-2, € 16,50, CHF 30,00.

„Rezepte und Tipps für Babys Beikost" (4. Auflage), Ingeborg Hanreich und Britta Macho, Verlag I. Hanreich 2005, ISBN 3-901518-02-9, € 15,00, CHF 27,30.

Kinderernährung

„Essen und Trinken im Kleinkindalter" (3. Auflage), Ingeborg Hanreich, Verlag I. Hanreich 2005, ISBN 3-901518-03-7, € 16,50, CHF 30,00.

„Pfiffige Rezepte für kleine und große Leute" (3. Auflage), Ingeborg Hanreich und Britta Macho, Verlag I. Hanreich 2006,
ISBN 3-901518-01-0, € 15,00, CHF 27,30.

„Coole Rezepte für Jausen, Pausen und Feste" (1. Auflage), Ingeborg Hanreich und Britta Macho, Verlag I. Hanreich 2003,
ISBN 3-901518-06-1, € 15,00, CHF 27,30.

„Fakten zur Kinderernährung" (1. Auflage), Mathilde Kersting, Ute Alexy und Nicole Rothmann (Forschungsinstitut für Kinderernährung Dortmund), Hans Marseille Verlag 2003, ISBN 3-88616-108-0,
€ 24,00 (D), € 24,70 (A), CHF 47,00.

Allergie

„Antworten auf die 111 häufigsten Fragen zu Allergie und Asthma", Deutscher Allergie- und Asthmabund e.V., MVS Medizinverlage Stuttgart 2004, ISBN 3-830431-26-0,
€ 12,95 (D), € 13,40 (A), CHF 22,70.

„Die Ernährung des allergischen Kindes", Ursula Drouve und Martin H. Schöni, Wissenschaftliche Verlagsgesellschaft 1995,
ISBN 3-804713-71-8, € 17,40 (D), € 17,90 (A), CHF 27,80.

„Der große TRIAS-Ratgeber Nahrungsmittel-Allergien" (2. Auflage), Claudia Thiel, MVS Medizinverlage Stuttgart 2004,
ISBN 3-830431-41-4, € 19,95 (D), € 20,60 (A), CHF 34,90.

Lebensmittel und Zubereitung

„Joghurt, Käse, Rahm & Co - Gesundes aus Milch leicht gemacht" (2. Auflage), Lotte Hanreich und Ingeborg Hanreich, Leopold Stocker Verlag 2003, ISBN 3-702008-78-0, € 15,80, CHF 27,50.

„Einstieg in die Vollwertkost", Johanna Wolfsberger,
Tel. & Fax: (+43 3362) 24 57, € 15,70.
E-Mail: johanna.wolfsberger@weiz.at
http://johannas-biokueche.at

Adressverzeichnis

Ernährungsinformationen für Mutter und Kind

Österreich

Informationskreis Kind und Ernährung (IKE)
Eltern-Hotline für Mitglieder: Di und Do von 9.00 bis 11.00
(Mitgliedsbeitrag € 14,00/Jahr)
Esterhazygasse 7/2, A-1060 Wien
Tel.: (+43 1) 504 28 29-3, Fax: (+43 1) 504 28 29-4
E-Mail: office@informationskreis.org
Internet: http://www.informationskreis.org

Buchbestellungen

Buchbestellungen in Österreich richten Sie bitte an den Verlag I. Hanreich, in Deutschland an Frau oec.troph. Ehrentraud Hansen und in der Schweiz bitte an Frau Sonja Schär.

Österreich, Europa

Verlag I. Hanreich - Verlag und Vertrieb in Österreich
Esterhazygasse 7/2, A-1060 Wien
Tel.: (+43 1) 504 28 29-1, Fax: (+43 1) 504 28 29-4
E-Mail: verlag@kinderkost.com
Internet: http://www.kinderkost.com

Deutschland

Dipl. oec.troph. Ehrentraud Hansen - Vertrieb in Deutschland
Maasbüllhof 1, D-24975 Maasbüll
Tel.: (+49 4634) 93 04 55, Fax: (+49 4634) 17 25
E-Mail: ehrentraud.hansen@kinderkost.com
Internet: http://www.kinderkost.com

Schweiz

Sonja Schär, Mütter- und Väterberaterin - Vertrieb in der Schweiz
Lohstrasse 22, CH-8362 Balterswil
Tel.: (+41 71) 971 49 77, Fax: (+41 71) 971 49 76
E-Mail: sonja.schaer@kinderkost.com
Internet: http://www.kinderkost.com

Vereine, Verbände und Selbsthilfegruppen

Allergie

Deutschland

Arbeitsgemeinschaft Allergiekrankes Kind e.V.
Postfach 1141, D-35721 Herborn
Tel.: (+49 2772) 92 87-0, Fax: (+49 2772) 92 87-9
E-Mail: koordination@aak.de, Internet: http://www.aak.de

Deutscher Allergie- und Asthmabund e.V. (DAAB)
Fliethstraße 114, D-41061 Mönchengladbach
Tel.: (+49 2161) 81 49 40, Fax: (+49 2161) 814 94 30
E-Mail: info@daab.de, Internet: http://www.daab.de

Kindernetzwerk e.V.
Hanauer Straße 15, D-63739 Aschaffenburg
Tel.: (+49 6021) 120 30, Fax (+49 6021) 124 46
E-Mail: info@kindernetzwerk.de
Internet: http://www.kindernetzwerk.de

Es werden Kontakte zu Eltern von allergiebetroffenen Kindern, Selbsthilfegruppen oder Kliniken, die sich auf bestimmte Erkrankungen spezialisiert haben, vermittelt.

Weitere Informationen erhalten Sie unter:
Internet: http://www.allergie-experten.de

Österreich

Österreichische Lungenunion
Obere Augartenstraße 26-28, A-1020 Wien
Tel. & Fax: (+43 1) 330 42 86
E-Mail: office@lungenunion.at, Internet: http://www.lungenunion.at

Schweiz

aha! Schweizerisches Zentrum für Allergie, Haut und Asthma
Gryphenhübeliweg 40, Postfach 378, CH-3000 Bern 6
Tel.: (+41 31) 359 90 00, Fax: (+41 31) 359 90 90
E-Mail: info@ahaswiss.ch, Internet: http://www.ahaswiss.ch

Lungenliga Schweiz
Südbahnhofstrasse 14 C, CH-3000 Bern 14
Tel.: (+41 31) 378 20 50, Fax: (+41 31) 378 20 51
E-Mail: info@lung.ch, Internet: http://www.lung.ch bzw.
http://www.seaak.ch

Babymassage

Deutschland

Deutsche Gesellschaft für Baby- und Kindermassage e.V.
(DGBM e.V.)
Küfergasse 5, D-77652 Offenburg
Tel.: (+49 781) 970 28 22, Fax: (+49 781) 970 28 24
E-Mail: info@dgbm.de, Internet: http://www.dgbm.de

Italien

Associazione Italiana Massaggio Infantile (AIMI)
Via Torleone, 23, I-40125 Bologna
Tel. & Fax: (+39 51) 39 73 94
E-Mail: info@aimionline.it, Internet: http://www.aimionline.it

Schweiz

Schweizerischer Verband für Baby Massage (S.V.B.M.)
Sägefeldweg 30, CH-2504 Bienne
Tel.: (+41 32) 342 07 07
E-Mail: asmbch@yahoo.de, Internet: http://www.ch.iaim.net

Biologische Lebensmittel - Information (z.B. Saisonkalender) und Anbieter

Deutschland

Bioland Bundesverband
Kaiserstraße 18, D-55116 Mainz
Tel.: (+49 6131) 239 79-0, Fax: (+49 6131) 239 79-27
E-Mail: info@bioland.de, Internet: http://www.bioland.de

Weitere Direktvermarkter bzw. Naturkostläden finden Sie unter: Internet: http://www.allesbio.de und http://www.naturkost.de

aid infodienst Verbraucherschutz, Ernährung, Landwirtschaft e.V.
Friedrich-Ebert-Straße 3, D-53177 Bonn
Tel.: (+49 228) 84 99-0, Fax: (+49 228) 84 99-177
Internet: http://www.was-wir-essen.de

Österreich

Bioinfo
Theresianumgasse 11/1, A-1040 Wien
Tel.: (0810) 22 13 14 (Servicetelefon zum Ortstarif)
Fax: (+43 1) 403 70 50-191
E-Mail: service@bioinfo.at, Internet: http://www.bioinfo.at

Verband österreichischer Umweltberatungsstellen
Hietzinger Kai 5/7, A-1130 Wien
Tel.: (+43 1) 877 60 99, Fax: (+43 1) 877 60 99-13
E-Mail: oesterreich@umweltberatung.at
Internet: http://www.umweltberatung.at

Schweiz

Bio Suisse
Margarethenstrasse 87, CH-4053 Basel
Tel.: (+41 61) 385 96 10, Fax: (+41 61) 385 96 11
E-Mail: bio@bio-suisse.ch, Internet: http://www.bio-suisse.ch

Verein bionetz.ch
Bärenplatz 2, CH-3011 Bern
E-Mail: info@bionetz.ch, Internet: http://www.bionetz.ch

Weitere Informationen finden Sie unter http://www.coop.ch.

Südtirol

Bioland Verband Südtirol
Steindlweg 48, I-39018 Terlan
Tel.: (+39 471) 25 69 77, Fax: (+39 371) 25 60 62
E-Mail: bioland@bioland-suedtirol.it
Internet: http://www.bioland-suedtirol.it

Verbraucherzentrale Südtirol (VZS)
Zwölfmalgreinerstraße 2, I-39100 Bozen
Tel.: (+39 471) 97 55 97, Fax: (+39 471) 97 99 14
E-Mail: info@consumer.bz.it, Internet: http://www.consumer.bz.it

Diabetes

Deutschland

Deutsche Diabetes-Gesellschaft e.V.
Bürkle-de-la-Camp-Platz 1, D-44789 Bochum
Tel.: (+49 234) 978 89-0, Fax: (+49 234) 978 89-21
E-Mail: info@ddg.info
Internet: http://www.deutsche-diabetes-gesellschaft.de

Deutscher Diabetiker Bund e.V.
Goethestraße 27, D-34119 Kassel
Tel.: (+49 561) 70 34 77-0, Fax: (+49 561) 70 34 77-1
E-Mail: info@diabetikerbund.de
Internet: http://www.diabetikerbund.de

Deutscher Diabetiker-Verband e.V. (DDV)
Hahnbrunner Straße 46, D-67659 Kaiserslautern
Tel.: (+49 631) 764 88, Fax: (+49 631) 972 22
E-Mail: diabeteskl@aol.com
Internet: http://www.bund-diabetischer-kinder.de

Weiter Informationen erhalten Sie unter:
http://www.diabetes-forum.de, http://www.diabetes-news.de,
http://www.diabetes.uni-duesseldorf.de und http://www.diabsite.de

Österreich

Diabetes Austria - Initiative Soforthilfe für Menschen mit Diabetes
Gersthofer Straße 18, A-1180 Wien
Tel.: (+43 1) 470 53 86, Fax: (+43 1) 470 44 94-19
E-Mail: office@diabetes-austria.com
Internet: http://www.diabetes-austria.com

Österreichische Diabetes Gesellschaft (ÖDG)
Währinger Straße 76/13, A-1090 Wien
Tel.: (+43 650) 770 33 78, Fax: (+43 1) 264 52 29
E-Mail: office@oedg.at, Internet: http://www.oedg.org

Österreichische Diabetiker Vereinigung (ÖDV)
Moosstraße 18, A-5020 Salzburg
Tel.: (+43 662) 82 77 22, Fax: (+43 662) 82 92 22
E-Mail: oedv.office@aon.at, Internet: http://www.diabetes.or.at

Schweiz

Schweizerische Diabetes-Gesellschaft (SDG ASD)
Rütistrasse 3 A, CH-5400 Baden
Tel.: (+41 56) 200 17 90, Fax: (+41 56) 200 17 95
E-Mail: sekretariat@diabetesgesellschaft.ch
Internet: http://www.diabetesgesellschaft.ch

Familienplanung

Deutschland

Bundeszentrale für gesundheitliche Aufklärung (BZgA)
Ostmerheimer Straße 220, D-51109 Köln
Tel.: (+49 221) 89 92-0, Fax: (+49 221) 89 92-300
E-Mail: familienplanung@bzga.de
Internet: http://www.familienplanung.de

Österreich

Österreichische Gesellschaft für Familienplanung (ÖGF)
Bastiengasse 36 - 38, Postfach 65, A-1183 Wien
Tel.: (+43 1) 478 52 42, Fax: (+43 1) 470 89 70
E-Mail: office@oegf.at, Internet: http://www.oegf.at

Schweiz

Verein Kinderwunsch
Postfach, CH-8027 Zürich
Tel.: (+41 848) 86 86 80
E-Mail: infoline@kinderwunsch.ch
Internet: http://www.kinderwunsch.ch

Folsäure

Arbeitskreis Folsäure & Gesundheit
Rembrandtstraße 13, D-60596 Frankfurt
Tel.: (+49 69) 60 32 73 99, Fax: (+49 69) 60 32 73 66
E-Mail: info@ak-folsaeure.de, Internet: http://www.ak-folsaeure.de

Galaktosämie

Deutschland

Gemeinnützige Elterninitiative Galaktosämie e.V.
Evenaristraße 39, D-64293 Darmstadt
Tel.: (+49 6151) 95 75 15
E-Mail: galakto1@galakosaemie.de
Internet: http://www.galaktosaemie.de

Italien

Galactosaemia in Italy
Via Monsignor Carraro 11 Novaglie, I-37034 Verona
Tel.: (+39 45) 53 44 83
E-Mail: barbimarchini@libero.it
Internet: http://www.galactosaemia.com

Österreich

Österreichische Gesellschaft für angeborene Stoffwechselstörungen (ÖGAST) - Bereich Galaktosämie
Speckbachergasse 19/26, A-1160 Wien
Tel. & Fax: (+43 1) 485 80 62
E-Mail: office@galaktosaemie.at
Internet: http://www.galaktosaemie.at

Schweiz

Verein Galactosaemie Schweiz
Staffelweg 46, CH-3302 Moosseedorf
Tel.: (+41 31) 859 04 45, Fax: (+41 31) 859 81 16
E-Mail: christagutknecht@tiscalinet.ch
Internet: http://www.galactosaemie.ch

Gestose

Deutschland

Arbeitsgemeinschaft Gestose-Frauen e.V.
Kapellener Straße 67 a, D-47661 Issum
Tel.: (+49 2835) 26 28, Fax: (+49 2835) 29 45
E-Mail: info@gestose-frauen.de
Internet: http://www.gestose-frauen.de

Österreich

Arbeitsgemeinschaft Gestose-Frauen Österreich
Berliner Ring 57, A-8047 Graz
Tel.: (+43 699) 19 48 62 00

E-Mail: kontakt@gestose-frauen.at
Internet: http://www.gestose-frauen.at

Schweiz

Kontakt: Frau Heidi Tobler
Birligasse 6, CH-8718 Schaenis
Tel.: (+41 55) 615 28 19
E-Mail: hellp-syndrom-frauen@bluemail.ch

Natürliche Familienplanung

Deutschland

Arbeitsgruppe NFP - MW Malteser Werke GmbH
Kalker Hauptstraße 22 - 24, D-51103 Köln
Tel.: (+49 211) 98 22-591, Fax: (+49 211) 98 22-2589
E-Mail: nfp@malteser.de
Internet: http://www.natuerliche-familienplanung.de

Forschungsprojekt NFP - Frauenklinik im Krankenhaus Benrath
Urdenbacher Allee 83, D-40593 Düsseldorf
Tel.: (+49 211) 997-1366, Fax: (+49 211) 997-1930
E-Mail: nfp@uni-duesseldorf.de
Internet: http://www.uni-duesseldorf.de/NFP

INER Deutschland
Am Kohlenberg 27, D-88289 Waldburg
Tel.: (+49 7529) 91 38 83
E-Mail: waltraut.sennewald@t-online.de
Internet: http://www.iner.org

Österreich

INER Österreich
Vorstadt 6, A-4840 Vöcklabruck
Tel.: (+43 7672) 233 64
E-Mail: josef.roetzer@asak.at, Internet: http://www.iner.org

Institut für Ehe und Familie – Natürliche Familienplanung
Spiegelgasse 3/3/8, A-1010 Wien
Tel.: (+43 1) 515 52-3653, Fax: (+43 1) 513 89 58
E-Mail: hanna.petko@ief.at, Internet: http://www.ief.at

Schweiz

INER Schweiz und Fürstentum Liechtenstein
Kontakt: Kati und Walter Gabathuler
Mühletobelstrasse 63 a, CH-9400 Rorschach
Tel.: (+41 71) 855 55 03, Fax: (+41 71) 855 84 01
E-Mail: iner-ch@swissonline.ch, Internet: http://www.iner.org

Südtirol

INER Südtirol
Kontakt: Margreth und Hans Lanz
Feldweg 2 a, I-39010 Gargazon
Tel.: (+39 473) 29 23 21
E-Mail: johann.lanz@rolmail.net, Internet: http://www.iner.org

Neurodermitis

Deutschland

Bundesverband Neurodermitiskranker in Deutschland e.V.
Oberstraße 171, D-56154 Boppard
Tel.: (+49 6742) 871 30, Fax: (+49 6742) 27 95
E-Mail: info@neurodermitis.net
Internet: http://www.neurodermitis.net

Deutscher Neurodermitis Bund e.V. (DNB)
Spaldingstraße 210, D-20097 Hamburg
Tel.: (+49 40) 23 07 44, Fax: (+49 40) 23 10 08
E-Mail: info@dnb-ev.de, Internet: http://www.dnb-ev.de

Österreich

Informationen und Selbsthilfegruppen finden Sie unter:
Internet: http://www.neurodermitisforum.at

Schweiz

Verein Eltern von Kindern mit Neurodermitis
Pfaffenwiesenstrasse 6, CH-8404 Winterthur
Tel.: (+41 52) 242 90 62, Fax: (+41 52) 242 90 48
E-Mail: neurodermitis@bluewin.ch
Internet: http://www.neurodermitis-winterthur.ch

Weitere Informationen erhalten Sie unter
Internet: http://www.neurodermitis.ch.

Phenylketonurie

Deutschland

Deutsche Interessensgemeinschaft PKU und verwandte
Stoffwechselstörungen e.V. (DIG-PKU)
Kontakt: Herr Hansjörg Schmidt
Adlerstraße 6, D-91077 Kleinsendelbach
Tel.: (+49 9126) 44 53, Fax: (+49 9126) 309 46
Internet: http://www.dig-pku.de

Italien

Associazione Prevenzione Malattie Metaboliche Congenite
(A.P.M.M.C.)
c/o Clinica Pediatrica - Ospedale S. Paolo
Via A.di Rudini, 8, I-20142 Milano
Tel.: (+39 2891) 10 62, Fax: (+39 2891) 501 25
Internet: http://www.apmmc.it

Österreich

Österreichische Gesellschaft für angeborene Stoffwechselstörungen
(ÖGAST) - Bereich Phenylketonurie
Auestraße 70, A-2641 Aue bei Gloggnitz
Tel.: (+43 650) 431 56 99, Fax: (+43 2663) 200 55
E-Mail: s.hackl@oegast.at, Internet: http://portal.oegast.at

Schweiz

Schweizerische IG Phenylketonurie und andere mit
Eiweisseinschränkungen behandelte Stoffwechselstörungen (CHIP)
Pfaffenzielstrasse 16, CH-5300 Ennetturgi
Tel.: (+41 56) 288 11 18
E-Mail: info@chip-pku.ch, Internet: http://www.chip-pku.ch

Postpartale Depression

Deutschland

Schatten & Licht - Krise nach der Geburt e.V.
Obere Weinbergstraße 3, D-86465 Welden
Tel.: (+49 8293) 96 58 64, Fax: (+49 8293) 96 58 68
E-Mail: info@schatten-und-licht.de
Internet: http://www.schatten-und-licht.de

Österreich

Fonds Soziales Wien
DieSie - Wiener Programm für Frauengesundheit
Guglgasse 7-9/Top 3.05, A-1030 Wien
Tel.: (+43 1) 4000-66773, Fax: (+43 1) 4000-9966770
E-Mail: frauengesundheit@fsw.at, Internet: http://www.diesie.at

Weitere Selbsthilfegruppen finden Sie unter:
Internet: http:members.telering.at/ppd.treff

Schweiz

Informationen und Selbsthilfegruppen finden Sie unter:
Internet: http://www.mutterglueck.ch

Schrei-, Schlaf-, und Fütterungsstörungen

Deutschland

Informationen finden Sie unter:
Internet: http://www.schreibaby.de
http://www.trostreich.de und http://www.gaimh.de

Österreich

GAIMH
Univ.-Klinik für Kinder- und Jugendheilkunde
Frau Univ.-Prof. Dr. Marguerite Dunitz-Scheer
Auenbruggerplatz 30, A-8036 Graz
Tel.: (+43 316) 385-3759, Fax: (+43 316) 385-3754
E-Mail: marguerite.dunitz@lkh-graz.or.at
Internet: http://www.gaimh.de

Schweiz

Verein Schreibabyhilfe
Im Sandacher 7, CH-8154 Oberglatt
Tel.: (+41 44) 850 75 23
E-Mail: nicole@schreibabyhilfe.ch
Internet: http://www.schreibabyhilfe.ch

Schwangerschaft und Geburt

Deutschland

Bund Deutscher Hebammen e.V. (BDH)
Gartenstraße 26, Postfach 1724, D-76006 Karlsruhe
Tel.: (+49 721) 981 89-0, Fax: (+49 721) 981 89-20
E-Mail: info@bdh.de, Internet: http://www.bdh.de

Bund freiberuflicher Hebammen Deutschlands e.V. (BfHD)
Kasseler Straße 1 a, D-60486 Frankfurt
Tel.: (+49 69) 79 53 49 71, Fax: (+49 69) 79 53 49 72
E-Mail: geschaeftsstelle@bfhd.de, Internet: http://www.bfhd.de

Bundesverband der Frauengesundheitszentren e.V.
Goetheallee 9, D-37073 Göttingen
Tel.: (+49 551) 48 70 25, Fax: (+49 551) 521 76 28
E-Mail: bv@frauengesundheitszentren.de
Internet: http://www.frauengesundheitszentren.de

Gesellschaft für Geburtsvorbereitung - Familienbildung und Frauengesundheit - Bundesverband e.V. (GfG)
Antwerpener Straße 43, D-13353 Berlin
Tel.: (+49 30) 45 02 69 20, Fax: (+49 30) 45 02 69 21
E-Mail: gfg@gfg-bv.de, Internet: http://www.gfg-bv.de

Weitere Informationen finden Sie unter:
http://www.babyclub.de und http://www.geburtskanal.de

Österreich

Hebammenzentrum - Verein freier Hebammen
Lazarettgasse 6/2/1, A-1090 Wien
Tel.: (+43 1) 408 80 22, Fax: (+43 1) 403 98 77-18
E-Mail: freie-hebammen@hebammenzentrum.at
Internet: http://www.hebammenzentrum.at

Österreichisches Hebammengremium (ÖGH)
Postfach 438, A-1060 Wien
Tel. & Fax: (+43 1) 597 14 04
E-Mail: oehg@hebammen.at, Internet: http://www.hebammen.at

Weitere Informationen finden Sie unter:
Internet: http://www.eltern-bildung.at, http://www.elternforum.at und http://www.strampelmax.at

Schweiz

Berufsverband für Gymnastik und Bewegung
Fachgruppe für Geburtsvorbereitung
Vogelsangstrasse 13 A, CH-5412 Gebenstorf
Tel.: (+41 56) 223 23 71, Fax: (+41 56) 223 23 81
E-Mail: info@bgb-schweiz.ch, Internet: http://www.geburt-sbg.ch

Doula - Infostelle Schweiz
Rohnenrainweg 1, CH-8835 Feusisberg
Tel.: (+41 43) 844 66 16
E-Mail: info@doula.ch, Internet: http://www.doula.ch

Schweizerischer Hebammenverband
Rosenweg 25 C, Postfach, CH-3000 Bern 23
Tel.: (+41 31) 332 63 40, Fax: (+41 31) 332 76 19
E-Mail: info@hebammen.ch, Internet: http://www.hebamme.ch

Südtirol

Verband der Hebammen
Viale Amedeo Duca D`Aosta-Straße 64, I-39100 Bolzano
Tel.: (+39 471) 28 06 47
E-Mail: midwives.bz@virgilio.it

StillberaterInnen

Deutschland

Arbeitsgemeinschaft Freier Stillgruppen e.V. (AFS)
Bornheimer Straße 100, D-53119 Bonn
Tel.: (+49 228) 350 38 71, Fax: (+49 228) 350 38 72
E-Mail: geschaeftsstelle@afs-stillen.de
Internet: http://www.afs-stillen.de

Bundesverband Deutscher Laktationsberaterinnen IBCLC e.V. (BDL)
Hildesheimer Straße 124 E, D-30880 Laatzen
Tel.: (+49 511) 87 64 98 60, Fax: (+49 511) 87 64 98 68
E-Mail: sekretariat@bdl-stillen.de, Internet: http://www.bdl-stillen.de

La Leche Liga Deutschland e.V.
Dannenkamp 25, D-32479 Hille
Tel.: (+49 571) 489 46, Fax: (+49 571) 404 94 80
E-Mail: beratung@lalecheliga.de, Internet: http://www.lalecheliga.de

Weitere Informationen finden Sie unter:
Internet: http://www.stillkinder.de

Österreich

La Leche Liga Österreich (LLL)
Zentagasse 6/13, A-1050 Wien
Tel.: (+43 650) 871 21 96
E-Mail: info@lalecheliga.at, Internet: http://www.lalecheliga.at

Verband der Still- und Laktationsberaterinnen Österreichs IBCLC (VSLÖ)
Lindenstraße 20, A-2362 Biedermannsdorf
Tel. & Fax: (+43 2236) 723 36
E-Mail: info@stillen.at, Internet: http://www.stillen.at

Schweiz

Berufsverband Schweizerischer Stillberaterinnen IBCLC (BSS)
Postfach 686, CH-3000 Bern 25
Tel.: (+41 41) 671 01 73, Fax: (+41 41) 671 01 71
E-Mail: office@stillen.ch, Internet: http://www.stillen.ch

La Leche Liga Schweiz (LLL)
Postfach 197, CH-8053 Zürich
Tel. & Fax: (+41 81) 943 33 00
E-Mail: info@stillberatung.ch, Internet: http://www.stillberatung.ch

Schweizerische Stiftung zur Förderung des Stillens
Franklinstrasse 14, CH-8050 Zürich
Tel.: (+41 44) 311 79 50, Fax: (+41 44) 311 79 51
E-Mail: stiftungstillen@bluewin.ch, Internet: http://www.allaiter.ch

Schweizerischer Verband der Mütterberaterinnen (SVM)
Elisabethenstrasse 16, Postfach 8426, CH-8036 Zürich
Tel.: (+41 44) 382 30 33, Fax: (+41 44) 382 30 35
E-Mail: svm@bluewin.ch, Internet: http://www.muetterberatung.ch

Südtirol

La Leche Liga Italien (LLL)
Casella Postale 1368, I-20100 Milano
E-Mail: lllinformazioni@supereva.it
Internet: http://www.lalecheleague.org/italia.html

Verband der Still- und Laktationsberaterinnen IBCLC Südtirols (VSLS)
Marconistraße 19, I-39044 Neumarkt
Tel.: (+39 329) 051 23 61, Fax: (+39 471) 81 24 15
E-Mail: info@stillen.it, Internet: http://www.stillen.it

Trinkwasser

Deutschland

Forum Trinkwasser e.V.
Postfach 70 08 42, D-60558 Frankfurt
Tel.: (+49 69) 96 36 52-0, Fax: (+49 69) 96 36 52-15
E-Mail: info@forum-trinkwasser.de
Internet: http://www.forum-trinkwasser.de

Österreich

Bundesministerium für Gesundheit und Frauen
Radetzkystraße 2, A-1030 Wien
Tel.: (+43 1) 711 00-4874
Internet: http:www.bmgf.gv.at

Schweiz

Schweizerischer Verein des Gas- und Wasserfaches (SVGW)
Grütlistrasse 10, CH-8002 Zürich
Tel.: (+41 44) 288 33 33, Fax: (+41 44) 202 16 33
E-Mail: info@svgw.ch, Internet: http://www.svgw.ch

Schlagwortverzeichnis

Mag. Ingeborg Hanreich hat 1991 das Studium der Ernährungswissenschaften an der Universität Wien abgeschlossen. Sie ist seit 2003 Stillberaterin IBCLC. Als freiberuflich tätige Expertin widmet sie sich vor allem dem Bereich „Ernährung von Mutter und Kind". Sie hält Seminare und Vorträge für Eltern, Hebammen, Säuglingsschwestern, ApothekerInnen und ElternberaterInnen.

Sie war Gründungspräsidentin des Verbandes der Ernährungswissenschafter Österreichs und ist seit 1995 Vorstandsmitglied des Informationskreises Kind und Ernährung (IKE).

Den Verlag I. Hanreich gründete sie 1994. Von ihr sind darin die folgenden Bücher erschienen: „Essen und Trinken - Kinderwunsch, Schwangerschaft und Stillzeit", „Essen und Trinken im Säuglingsalter", „Rezepte und Tipps für Babys Beikost", „Essen und Trinken im Kleinkindalter", „Pfiffige Rezepte für große und kleine Leute" und „Coole Rezepte für Jausen, Pausen und Feste". Als Coautorin hat sie im Stocker Verlag „Joghurt, Käse, Rahm & Co" und im Naturamed Verlag „Ernährung und Gesundheit - Von anderen Kulturen essen lernen" herausgebracht.

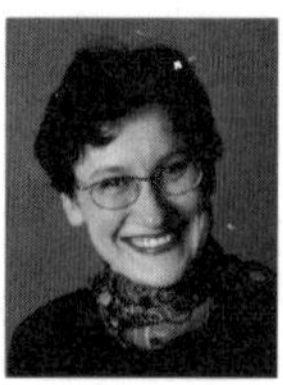

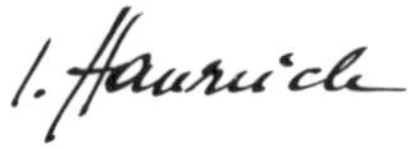